不安と緊張に悩む人のための

心の講話と全治の道

―森田療法家・宇佐晋一の思い―

宇佐晋一

秀和システム

はしがき

東京慈恵会医科大学の森田正馬（まさたけ／通称しょうま）名誉教授の創始にかかる森田神経質（神経症性障害）に対する森田療法は、一九一九年に実施されてから百余年を経て、その確実な有用性が内外に認められるに至り、今や唯一日本から世界に発信しうる、わが国精神医学の誇るべき修養的精神療法である。

しかし惜しむらくは、現代医学が抗不安薬を産み、それが普及するに至った世界的傾向は、人びとにこの修養的精神療法に対して背を向けさせ、治療者も薬物療法の便利さに馴れて、精神療法を疎んずる傾向を生ぜしめたことは否めない。それに代わって森田理論の学習療法が大勢を占め、入院をしなくても治るはずだという風潮が拡がりつつある。その煽りを受けて、私どもの三聖病院も医院創設以来九三年の歴史を閉じなければならないほどの入院者の激減を見た。

ここに至って森田の初期からの弟子宇佐玄雄が森田の指導に加えて、自らの医師になる前の大徳寺僧堂における禅僧としての修行体験から得た、自己意識内容を没却した指導方式を行ったことは、本療法の歴史を語るうえに特筆すべきものである。計らずもそこに現れたのは「他者意識における社会人対社会人の関係のみ」であって、一般の精神療法においては重要な役割を荷なう自己意識に関する対人関係、すなわち医師—患者関係のやりとりをなくすという、驚くべきことが実に日常生活の場に見られたのである。こうして医師も患者もともに修養者として、同じ目標に向かう毎日でこそ、森田のいう「あるがまま」がおのずから現れ、薬がいらなかったのである。森田療法が入院外で行われることの多い現状に、些かでも寄与しうるとすれば、「医師—患者関係をなくすこと」を措いてほかにないと考え、それをお伝えする責務を感じて小著を出版するものである。

本書がなるに当たり、中村敬先生が私ども父子の九十余年に亘る入院森田療法を的確にご評価いただき、『日本森田療法学会雑誌』三四号一 - 八(二〇二三)に発表されたご高論の、本書への転載をご快諾くださったたなみならぬ学恩と、入院日誌をご披露いただいた高◯昭◯氏のご交誼に深く感謝申し上げる次第である。また秀和システムには格別のご配慮を得たことを記して謝意を表したい。

目次

はしがき 002

第一章 修養をめぐる新鮮な課題 ………… 007

自分の心にテーマをもつのは間違い 008
心は試すこともダメ、「ガッテン」もダメ 010
ストレスも不安も、もったままが全治 012
全治の極意 014
まったく意外な本治り 016
心によらない生活の始まり 018
理論学習で治った人はもっとよくなる 020
さあどうするか 022

心は掃除しない、磨かない　026
全治の答えはいつも「それでない」　028
森田療法全治の論理とは　030
緊急事態でも不安の解決はあるか　032
初詣にはご用心　034
全治のめでたさは格別　036
神経質の日常性　038
不安の解決に心は関係がない　040
心をどう扱えばよいか　042
「自分を見つめなおす」のはよいことか　046
アナウンサーのインタビューのしかたについて　048
本当は治らないでいることはできない　050
不安・緊張・悩みの瞬間的解決　052
新鮮で日常的な生活　054
心には手出しをしないこと　058

心に関係のない生活の前進を　060
心は「こうなるはず」でない　062
第二章　森田療法と宗教の接点……067
心に工夫なし　068
心は問題外　070
内観か外観か　073
第三章　特別寄稿……075
宇佐玄雄・宇佐晋一を《読む》
（東京慈恵会医科大学森田療法センター名誉センター長　中村　敬）　076
第四章　高◯昭◯氏の入院日記……097

第一章　修養をめぐる新鮮な課題

自分の心にテーマをもつのは間違い

多くの人びとは心のあり方が大事だという共有の認識をもっている。それは逆に好ましくないという状況についての見解がほぼ等しいということからもわかることである。たとえば嫌われるのはきまってストレスであり、不安や恐怖であり、不幸である。快楽の経験に伴って脳内に快楽物質エンドルフィンが出てくる。それに関与するのは脳の外側被蓋野と、そのそばの腹側核である。この経験が蓄積されて脳に快楽追求の意欲を生じ、心の快楽原理を確固たるものにしているので、かえってここから心の安定の道は開かれない。

心の問題は生きるうえに優先的に解決しておかねばならないことは百も承知ながら、一般にはとりあえずの苦痛を解決することに注意が向き、なにか他のことをすることで紛らして、それで解決したような気になっている。脳の仕組みは知れば知るほど快楽についての理解は進むが、逆に苦痛の解決からは遠くなって、見えてくるはずの道が見出せず、ただ迷いのみが暗く残って、行く手をはばむのである。それは自己意識内のテーマが邪魔するのであるといえば驚かれるであろうか。

筆者は昭和二年（一九二七）生れで、戦時中の精神教育を受けた人間だが、若かった当時を回想して、いちじるしい様相の違いを感ずる。それは非常にはっきりと心の目標が自己意識でなく、外の世界すなわち他者意識のなかにあったということである。「お国のため」「天皇陛下のため」に勉強し、勤労動員で福知山市長田野《おさだの》の飛行場建設にも行った。自分の快楽追求や苦悩除去といった自己意識の目標はもたなかったが、そこにおのずから な安定があった。まさに森田のあるがままである。

このように自己意識内に目標をもちこまない意識がどうしたら得られるのかと問われるならば、その答を出すまえに早速仕事や介護、他人のための細やかな気配りとお世話、芸術の制作活動などを始めるとよい。天草市の原田益喜さんから「夏目漱石の『こころ』を読んだが、（登場人物が）自分のことばかりいっている」という指摘の私信をいただいた。たしかにこれでは解決は得られるものではないが、これは文芸作品であって、人生の指針ではないから仕方がない。作中乃木希典大将夫妻の明治天皇崩御後の殉死が出てくるが、これは崇高な行為ではあっても、自己意識からの行動であることはまぬかれない。

心は試すこともダメ、「ガッテン」もダメ

ＮＨＫの「試して『ガッテン』」はよい科学的番組である。それは思わぬ所によい効果のあることをわからせる実証性が皆を驚かせるからである。こうして身体についての新知見を得ることはよい勉強であり、すぐにも役立つので、その恩恵は大きい。

ところでこの番組で心が取り上げられなかったことは幸いであった。心は経験的に「こういうものだ」といっただけで、生きいきした真実を取り逃してしまう。厳密にいえば、「そうかなあ」と感心しているだけで早速脱線を招いてしまう。だから他人に教わって心のやりくりを、「やって見る」ことがもういけない。「ガッテン」などはもってのほかなのである。ところが一般には、この辺をしっかり教える人がいないため、きわめてあいまいで、混乱を招いている。

しかし心理学がわるいのではない。心を対象にした学問そのものは存在価値があり、ますます発展させればよい。それではなにがいけないのか、どこが間違っているのかといえば、学問を自分に当てはめようとする、そのことが「真実に生きること」を不可能にして

しまうのだ。自分の心を取りあげて、考えの対象にする時に真実を離れて、自分が考えに置きかえられてしまったことに気がつかない。しかしこれは誰しものことで、間違っているとは到底思えないで過しているのが実状である。真実を見あやまって、「考えた自分」で生活していると、納得のいくほうへばかり行ってしまう。つまり自分にとっての不安や不幸、また危険の及びそうなことや損をしそうなことなどを回避することに熱心で、動きがとれなくなり、社会的に孤立してしまう。森田神経質のとらわれの症状は、じつはごく当たりまえだと思っていた自分という、わかる形の考えでとらえた「自己意識内容の概念化」の、さらに「ガッテン」を目ざした姿なのであった。

なによりも優先して、他人を助ける側にまわって、サービスに着手すれば、実証と納得より前に全治は今日現れる。この自己意識内容の概念化されない状態を、前院長の遷化に際し、当時の東福寺管長 林恵鏡老師は「無角ノ鉄牛、火裡ニ眠ル（角のない鉄の牛が火の中で真赤に焼けて眠っている）」と香語で讃えられたのである。

ストレスも不安も、もったままが全治

大型連休の人出を防ぐために第三回の緊急事態宣言が発出されて、ずいぶんいつもとは違った自粛生活が強いられている。それは新型コロナウイルス感染症（異種株も含めて）をぜひともここで食いとめたいという国家的な、強い要請にもとづくもので、医学関係の責任者は五月、六月の予測値まで示して、ハラハラしているのがよくわかる。

それにもかかわらず主要駅周辺、繁華街、観光地などの人の流れは思ったようには減っていない。これは自己主張がいかに強いかを示している。それもやかましくいわれていることはわかっているのであろうが、家に閉じこもっていると不安や不満がたまり、それがストレスになって健康によくないという思いが外出へと向かわせてしまうのであろう。なにか「自分にとってよくない」という考えには人は弱いものである。

そもそも神経症性障害の共通した発端は、自分にとってよくない状況や考えに気付いて、それを思いどおりに取り除こうと、繰り返し努力するところから始まるものである。その最初の心配のところでなくても、じつは森田療法ではいつでも、その不安や心配、またストレスなどを自分の考えで打ち消そうとせずに、もったまま外への取組みを始めさせるところに他の療法と大変違った対処のしかたがある。どうしても心の問題を先に解決したら、それですむように思われるので、なかなか気がつきにくいものである。ここに気のきいた助言者が必要とされる理由がある。それは理論的説明を親切そうにする人ではだめで、あっさりと心の問題には一切ふれず、目のまえにさし迫った大事な生活にとりあえず着手させてくれるような助言者である。それは目下のところなにが一番必要な、急ぐ仕事であるかを指し示し、命令までしてくれるほどの人なら最高である。

三聖病院初代院長はただ「理屈ぬき」といった。それは納得を待たずに、とらわれて抜きがたい不安や、解消に手間どるストレス対策はほったらかしにして、身辺のあらゆる人や物の、ありがたさに目をむけて、ほんの少し仕事をしたら、それが全治のはじまりなのである。それは急いだほうがよい。

全治の極意

この一年（二〇二一年四月）で警察に悩みごとで相談した人が八四、二〇〇件にふえたという（警視庁調べ）。しかもこれらの相談の内容が「死にたい」ということだったので問題は深刻である。テレビで見るかぎり、その対策にはその人の心境を聞く人が必要とされる。他人に話を聞いてもらい、親切な助言を受けることができれば幸運であるに違いない。そこで疑問に思われないであろうか。もしカウンセリングで解決するのなら、なぜ森田療法では入院をすすめたのか。それはけっして病状や、相談内容の深刻さの程度によるものではなかった。

森田療法における入院生活はコミュニケーションから離れた状態を人工的に作り出すのである。鈴木知準先生の話によれば昭和二年（一九二七）の入院中、第一期療法の間に森田正馬先生は一度も顔を見せられず、ただ奥さんが三度の食事を運んでくださるだけだったという。これでは話し相手がいないのも同然である。そこに独創的な治療があるわけだが、それは悩みの相談をしようにもできない一週間なのであった。つまり自己意識内容を組み立てても、答えの出しようもない、中ぶらりんの自己意識で、悩みは解くすべもなく、悩みのままにもっているほかはなかったのである。驚くべきことに第一期絶対臥褥期において究極の状態が現れる。けっして治療の最終段階ではないということは、とても普通には信じられることではないであろう。

私は昭和二五年（一九五〇）に医師になって、京大の精神医学教室で学び、家では昭和三二年（一九五七）二月まで父の入院森田療法の指導をうけた。といっても特別秘伝というようなものを教わったわけではない。ある時の講話で「長野市の善光寺の本堂の床下の戒壇めぐりは全治の極意ですよ。一度行ってごらんなさい」と珍しいことをいった。父が亡くなった年、昭和三二年（一九五七）の十月に善光寺の宿坊で日本精神病理・精神療法学会が開かれた機会に本堂の床下へ降りた。そこで二回道が折れ曲がるともう真っ暗で、あとは手さぐり、足さぐりで進むほかなかった。いかなる理論学習も経験も、なんの役にも立たなかった。これが本当のあるがままである。やっと明るい堂内に上がってきて、あとは善行精進あるのみと思わずにはいられなかった。

まったく意外な本治り

世の中では、ものごとはわからないようなのは話にならない、とされ、確かな認識が求められる。ところが森田療法では、そのわかる話が邪魔になって、治るものも治らないのである。実に森田療法におけるとらわれの苦しみからの本治りは「わかること」からまったく離れた所に現れるものだったのである。

多くの解説書が手近かにある現在の状況は喜ぶべきことではあるが、「わからせて治す」という趣旨が森田療法の場合に限っては、究極の全治を成り立たなくさせるのであってみれば、まったく余計なおせっかいというほかはない。私が今日の森田療法に、一番心配しているのはこの点である。

悩みは自分についての、よいものを求めてやまない人間本来の、自己意識のなかを論理化する所に発生することは間違いない事実である。そのことからすれば、自己の安心を目ざして自己意識のなかを論理化するような心理療法が、治療どころかつねに新たな次の悩みの火種となっているのは明らかであるが、ちょっと気がつきにくい。

森田療法は森田神経質の人のみならず、すべての人びとの悩みの真の解決の道を、ともに達成せしめる公開された方法である。悩みといい症状と呼ぶも、どちらも矛盾に終わるほかのない言葉と論理の使い方を自分のために向けて用いた出発点の誤りに気がつけば、事は容易に解決する。それに気がつかないのは自己意識は自分の考えの世界なので、間違いがおこるはずがないと思っているからである。そこで忠告に従って、「これが自分だ」ということをすべて離れて、ひたすら外界の用事や勉強、あるいは芸術作品の制作、ならびに鑑賞などに骨折ればよい。他人や社会のために骨折ることとは、その他者意識内のはたらきの徹底である。不安やストレスを口にする人は、そういう他人のための骨折りで喜ばれる仕事をすぐに探し始めるとよい。その探すという精神作業がもう立派な本治りであって、なんと全治は難しい心のやりくりではなくて、意外なまでに身近かで確実なものであったことが身にしみてわかるであろう。

心によらない生活の始まり

気がついたら、これまでの生活は心にふりまわされてきたといえないだろうか。まるでそれ以外の生活がないというふうに心を大事に扱ってきた。若い頃戦時中で、医学の勉強のかたわら寺田村（現城陽市）の農家に勤労奉仕で泊まりこみで行って、六月の水田に入って草取りをし、足に蛭（ひる）が吸いつくのを手で払いのけながら仕事をしたことや、秋の稲刈りに忙しい奈良県の郡山市の西の矢田村の農家に数日手伝いにいって、「稲刈りは粘る仕事じゃ。のう若い衆」と老人からいわれながら、日が暮れるまで頑張ったことなどは、妙に生きいきした思い出として、精神教育よりもずっと鮮やかな記憶として消えないでいる。

昨年亡くなった詩人で作家のなかにし礼さん（一九三八〜二〇二〇）が「（普通の心のほかに）もう一つの自分を感ずることが大切だ」といった。それはわからぬことはない。多分詩情、文芸の心であろう。しかし「もう一つの自分」という所に自己所属感が残っている。じつはもっと肝腎なものがあることに気付いていない。それはどのような心にもよらない生活である。私が戦争中に農家で生活をともにした、あのしみじみとした味わい、生活感情とでもいうようなものである。そこにはおいしいというようなご馳走はなく、梅干と漬物で暮らす人々と働いた。幸福など考えもしなかった。ただご飯だけは「沢山食べてくれ」といわれた不思議な生活であった。だが感情的には豊かなものがあった。

関連して戦争末期の頃、一般教養の時間に京大文学部哲学科卒の柴田清先生は、江戸時代前期の盤珪永琢禅師（一六二二～一六九三）の「不生（ふしょう）禅」について講義をされた。「盤珪禅師仮名法語」で知られる、もっとも日本的な禅の話で、禅師の口調がそのまま、生きいきと伝わってくる。「すべては不生で整いまする」という究極の禅意識は、自己意識内にことばと論理をもちこまない不生が中心になっている。ここまで説明すれば、賢明な皆さんは森田療法の「あるがまま」と同じだとお気付きになるであろう。自在な感情の世界も「驚きなば、そのままにてよし。用心すれば二つになる」と親切かつ用心ぶかく諭している。禅も森田療法も、その極意はなにものでもなく、いわば無色透明なのであった。あとはただ心によらない社会に役立つ生活あるのみである。

理論学習で治った人はもっとよくなる

入院によらない森田療法の普及に尽力された長谷川洋三氏は水谷啓二氏のあとを受けて、森田理論を学習する方式を創案し、自助グループに対して新しい道を開かれたかに見えた。

しかし森田先生は皆に「ぼくの理論を学習しなさい」とおっしゃったであろうか。それどころか、日本最古の古典「古事記」抄をわざわざ印刷して、治療の一環として、起床後と就寝前に十分間ずつ音読させられた。これは面白くもなんともない古文で「天地初発時（あめつちのはじめのとき）、高天原成神名（たかまのはらになりませるかみのみなは）天御中主神（あめのみなかぬしのかみ）、次高御産巣日神（つぎにたかみむすびのかみ）、次神産巣日神（つぎにかむみすびのかみ）。此三柱神並独神成（このみはしらのかみはみな、ひとりがみなりまして）、身隠（みをかくしたまいき）」といった読みにくく、わかりにくい文章を声高らかに朗読するのである。これで全治するのだから、理論学習など余計な話なのである。

理論学習だけについていえば、他者意識に属することがらであるので、健全な行為であるはずだ。それがなぜいけないかといえば、「これで治る」といっている点である。理論学習をする人も、治りそうな、もっともらしい話につられて期待がふくらむわけである。ところが「治るという考え」は自己意識に属するので、そこに知性をもちこんだらどうにもならなくなるのである。ここで賢明な皆様方はなぜ古事記抄を朗読することで全治するのか、もうおわかりになったであろう。それは「これで治る」とはだれも思わないからである。

森田療法の四時期とも、治そうとするとらわれから完全に離れて、自己評価のまったくない他者意識の世界での生活である。それは治そうとしないことの徹底である。入院外とはいえ森田療法に理論学習を組みこんだのは、実をいえば、なくもがなの惜しむべきことであった。理論学習を離れた所で日常生活に骨折れば、その場の意識は間違いなく「あるがまま」で、その心境は「純な心」にほかならず、どなたももっとよくなられるのである。

さあどうするか

世界で新型コロナウイルス感染症の人が一億一千万人を超えたと報ぜられる中、皮肉にもどうしたら不安をなくすことができるか、という心の問題がとり上げられなくなってしまったのは、唯一結構なことである。そういう時にふだん気にも留めなかった、自分をもっと成長させたいという思いがわいてくればさらに願ってもないことだ。

そもそも心の持ち方などと言って、心のやりくりで自分の問題がどうにでもなるように思っていたのが間違いであったのだが、なかなか気づいてもらえなかった。そのようなことよりも、どのようなことにもとらわれずにさっさと必要な仕事に手を出して進むことが、今の大変な時代には特に必要である。

そのために自分をもっと成長させたいと考える人びとは、世のなかには発達心理学というものがあるではないか、それを学べばよいだろうと考える。それでも不十分ならば、さらに教育心理学を勉強すればいいのではないかと考えるであろう。

ところが心の問題の解決は学問の世界ではできないのである。なぜならば自己意識の世界、すなわち「これが自分だ」と思い込み描いた自己像の世界は、言葉や考えによって組み立てたものである。しかし、心は瞬時も定まった姿を保ちえず、どのような固い決心も外界の刺激の変化によってゆらぎかねないのである。しかも学問の様な他者意識の世界と違って、自己意識の中は論理が異なる領域なので、それなりの対応が必要であったのだ。この点がほとんど無視された精神論は実際には役立たない。人間の知性が最も役立ってほしいはずの自分自身に対して無力であるということは信じたくないけれども、絶対に見落としてはならない厳然たる事実である。私は精神医学を学んだが、この重要なことがらは学ばなかった。

昭和三一年（一九五六）から父に代わって美濃加茂市の正眼短期大学で教育心理学の講義をするようになってから、心理学を通じて学んだのである。人間の知性は外部機構であって、外界すなわち他者意識の世界にのみ力を発揮するものなのである。これに基づいて、コミュニケーション理論による教育心理学に矛盾を感じ、先生と生徒の一方にどうしても自己像を描かざるを得ないその間柄が是正されなければならない必要さを知り、コミュニケーションのない所に実際生活を通じた真の教育があることに気付いて、講義内容を改めたのである。

当時は新幹線もなく、交通の不便な山奥に学校があったので、四日間泊まりこんで集中講義を行なったが、このことが幸運であった。それは短大に近い正眼寺の望雲亭という客室に泊まり、僧堂の雲水の人たちと生活をともにした。しかも毎日梶浦逸外老師に接して、その気魄のこもった雲水に対する指導ぶりをつぶさに拝見し、老師の提唱すなわち講座を聞かせていただいた。接心すなわち個別の入室（にっしつ）参禅の様子は、老師の隠寮が望雲亭に近い高い所にあったので、大きな声で叱られているのが手にとるように聞こえた。これは普通のコミュニケーションによる教育ではない。言葉によって意思を通ずることのない教育であった。

つまり言葉による説明的な回答は老師から叱られるほかなかったのである。それは論理的な回答であると叱声が飛ぶと同時にドーナッツ形の環鈴が鳴らされ、それを合図に雲水は引き下がらざるを得ない決まりになっていた。何か良い答が見つからないから叱られるのではなくて、問と答という形に持っていこうとしているから「何をぼやぼやしとるか」と閻をつんざくような大声で怒られて、すごすごと引き下がらざるを得ないのである。

心すなわち自己意識については論外であるという、分からない、決められない世界の話をしてきたが、これはまぎれもない真実に生きる大道である。問えば直ちにその自分の言葉に引っかかり、答えればまた矛盾に終わる。「富士山に縄をかけて引っぱって来い」と今まさに言われている。さあどうするか。

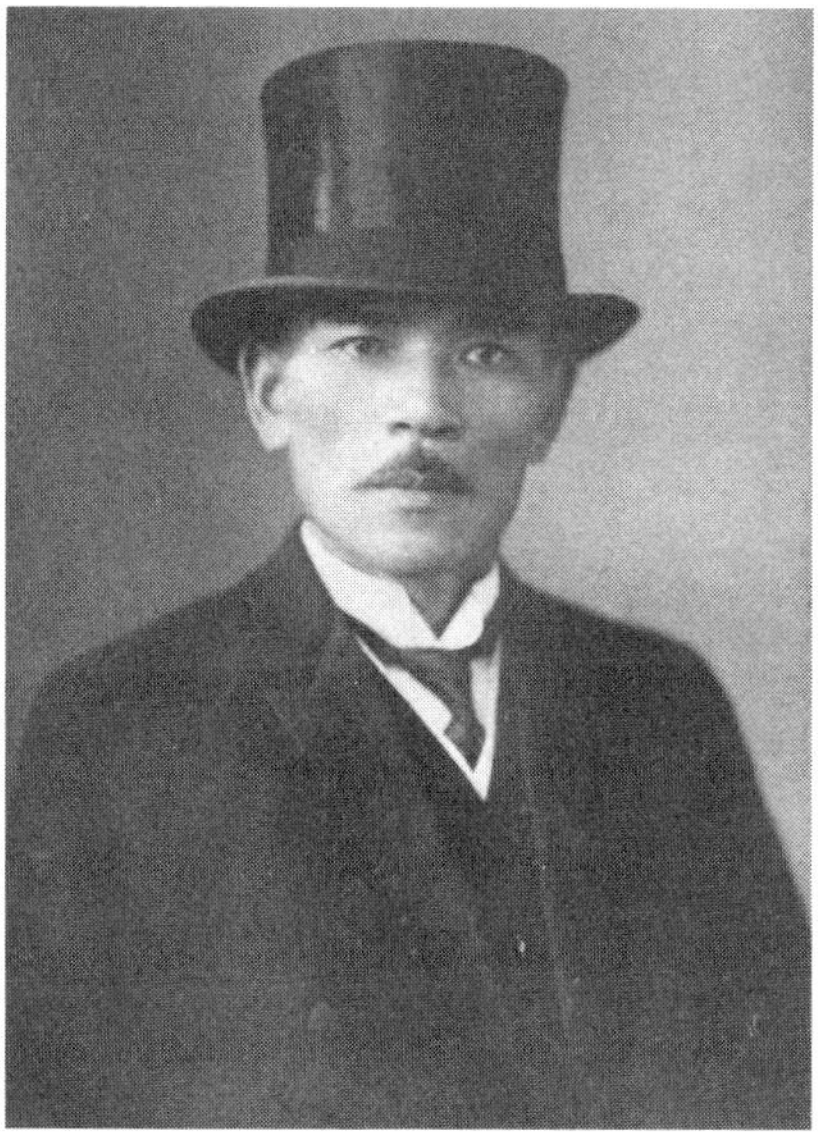

宇佐玄雄博士
京都御所御苑にて　昭和15年6月。

心は掃除しない、磨かない

　ギリシャの昔デルフォイの神殿に「汝自身を知れ」というソクラテスのことばが書かれていたという。その流れは近代哲学の祖と仰がれれるデカルトの「我思う故に我あり」という思想に受けつがれて、心身二元論を明確に打ち出している。私が三聖病院の院長であった頃、役員会といえば、臨済宗東福寺派の管長の林恵鏡老師以下七名の僧侶方が席を連ねておられて、他所では見られない雰囲気であった。役員会のあと、いろいろな世間話が出るなかで、一人のお坊さんが「掃除をすることは心の掃除や」といわれたのが印象に残っている。これは普通、一般受けのする機知的なことばで、表現を変えれば「心を磨くべきだ」という考えに共通しており、だれもが賛成して、反対する人のほうが変な目で見られるだろう。

　ところが心とか自分とかという自己意識内容は存在するものとして論ずることは、ものごとの根源的な事実を十分に見極めたものではない。あるように思えるから、あるにきまっていると勝手に思っているだけである。そういう場合、自分の責任において心を理想的にすることが精神修養の効果として期待される。「心を磨くこと」が何時とはなしに義務感をもって、人格を高めるよいことだと思われてしまったのである。「これが自分だ」という自己意識内容はよく見極めると、じつは絶対不成立のものであって、心を自分でよいものにしようというのは、不可能なことであり、まったく無駄な努力なのであった。心に手出しは無用であり、どうなろうとおかまいなしにほっておいて、他者意識の社会生活に向って善行のかぎりを尽していくことがあるのみである。日本では鎌倉時代に、このことに気がつく人が二人現われた。一人は身心一如（しんじんいちにょ）を説く曹洞宗の開祖道元。「心は仏の方（かた）より行われる」として、論じなかった。もう一人は「不断煩悩、得涅槃（ふだんぼんのうとくねはん―煩悩を断ぜずして涅槃を得）」と正信偈に説く浄土真宗の開祖　親鸞聖人である。両者とも「目ざす心」という対立概念をもたないところに真の宗教者といえるものが共通して見られるのである。森田療法における「あるがまま」の意識も、まったく同様で、不安のまま、ただそれだけなのである。

全治の答えはいつも「それでない」

どんなによい答えを出しても「よろしい」といってもらえない。他人がもっとよい答えに気がついて、さっさと治るのではないかと思えて気が焦るが、実際はけっしてだれかが賢い答えを出して褒められ、涼しい全治顔をして喜んでいるわけではない。

全治の状態を目ざそうとした長い間の苦しみは、描いた自分の理想の姿を目標にしての努力の姿であった。これがいけなかっただけのことなのだ。しかし心のあり方がなにより大事がられる社会では、心をおろそかにすることはとんでもない不真面目な態度と評価される。そのためなかなか心の工夫から手を放すことが難しい。まったく教養とは自分の心の扱いがうまくなることにかかっているように思われるだろう。

禅の僧堂で修行中の雲水さんが、夜中までも熱心に座禅し「無ー、むー」と唱えて無になろうとして真剣に努力するという話を聞くにつけ、どういう指導が行われているのか、気になって仕方がない。禅の修行の方式は鎌倉時代以来の伝統を今に伝えて、最高のものとして尊ばれ、批判は自他ともに許されないものとされている。私が気になるのは、自己意識内容である自分の心を対象にして、「無になろう」とするその態度である。われわれからすれば自己意識内容には指一本触れず、意識はつねに他者意識のみを働かせて、仕事にとりくむことが、全治の早道であるから、自己意識内に「無」という言葉を持ちこんでさえも大脱線なのである。

これを書いているうちに七十年もまえに聞いた前三聖病院長 宇佐玄雄《げんゆう》のことを思い出した。いままでどこにも書いたことのないもので「僧堂で修行するより森田療法を受けたほうが早く目が開ける」といっていた。父は小学校4年生のときに寺に養子にもらわれて得度し、早稲田大学卒業後軍隊生活を経て、大徳寺僧堂で川島昭隠老師のもとで修行をした。医師になったのはそのあとである。入院者に朝から晩まで作業をさせ、「神経症になることもでき、また治ることもできるのが本治りだ」と説き、全治の状態を言葉できめることがなかったのである。

森田療法全治の論理とは

神経症性障害のみならず心の問題は森田療法によって跡形なく治る。この優れた全治の特色は、一般の精神療法とは論理が異なるからであって、森田療法でもうっかり普通の論理を持ちこんでいると、治るのに長い時間がかかってしまう。しかし森田先生はそういうことをおっしゃっていただろうか、と心配される方もいらっしゃるだろう。それはちゃんと「感情ニハ普通論理ニ従ワヌモノアリ」と述べておられる。だから「治らない」といっている人はそれを見逃がしているだけのことなのである。普通に病気を治すというあの論理でがんばっているから、いつまでたっても治らないわけなのだ。早く「治す論理」から離れることをおすすめしたい。

この話は種あかしのようだが、けっしてそうではない。種あかしなら分かってすむ話だが、森田療法のほうは分かってすむ話ではなくて、心は別種の論理のなかに放置して、外に向っては大いに活躍する道が開かれるのだ。どうしたら世の中の人に役立つ仕事が見つかるか。他人に喜ばれる仕事はもっとないか。探してばかりいるような生活が始まるのである。そういう社会的によいことを探して、どんどんやっていく時、もう神経症性障害は存在せず、治ったかどうかなど考えるひまもないのである。こういう外に向かって緊張して次々仕事を見つける前進の姿を、森田先生はすすめられ、治し方について質問する人に「君はもっとハラハラしたまえ」といわれるのが口癖のようだったと伝わっている。

いまは全世界を通じて、新型コロナウイルス感染症の拡大に対してハラハラして暮らしているから満点なのである。のんきに社会生活を送って、守るべき対策をおろそかにしていてはいけないご時勢である。こうして皆さんが不安の真只中にいるよりほかない状況は森田療法からすれば実に貴重な体験といわなければならない。すぐさま「今しなければならないことはなにか」と探すならば、それはもう立派な全治の姿といってよいのである。

緊急事態でも不安の解決はあるか

新型コロナウイルス感染症の拡大はすさまじい勢いである。緊急事態宣言が出された都府県はもちろんのこと、そうでない地域にも緊張が走る。日本医師会が待合室用に出しているる「日医ニュース」の二〇二一年一月五日号に「ストレスに強くなろう」というテーマでの特集記事がのっているが、今度ほど白々しく思えたことはない。「ストレス過多になると自律神経のバランスが乱れる」という話から始まって「ストレスに強い体を作るために行いたい毎日の習慣」が五つ述べられている。

だれも今さらストレス対策強化法など希望する人はいないであろうし、生死にかかわる問題が日本中いや世界中の人びとの生活空間にさしせまっているのである。皆が不安のまっただ中といってよい。こんな時にもよい生き方というものがあるのだろうか。だれしもが平等にその不安に直面していることや、アメリカやイギリスでは一日に何万人もの感染者が出ているのにくらべれば日本はずい分と少いことに、いくらかの安心があるにもせよ、国家的重要さにおいては楽観的資料はなにもない。ただワクチンの接種が期待されるのみである。それまでは不安にさらされていなくてはならない。

ここでせっぱつまった人の話は多分参考になるであろう。十四世紀に南朝の後醍醐天皇をたすけて転戦した知略の武将 楠木正成が形勢不利ななか、大阪府の北部の桜井駅で息子正行を国もとの千早赤阪村に帰し、自らは西からの足利軍との湊川での決戦に向けて進む途中、現在の高槻市の広厳寺に立ち寄り、中国からの来日僧である明極楚俊（みんきそしゅん）の名声を聞いていたので面会した。正成が「生死交謝（しょうじきょうしゃ）の時如何？」（生きるか死ぬかの時はどうしたものでしょうか？）と問うと、即座に「すべからく双頭を断絶すべし（自分について生とか死とかの対立概念を使ってはいけない）。一剣天に倚（よ）って寒（すさま）じ（頭の上に敵の剣が来ているぞ）」と答えた。それで正成は湊川に向けて出陣したのであった。今日においても自己概念は最初から省くのが賢明である。

初詣にはご用心

昔、森田先生のことばを使って「かくあるべしの反対があるがままで、あるがままの反対がかくあるべしだ。こんなにわかりやすいことはない」と書いてある本を見たことがある。こういう道理がわかったことも嬉しいに違いないが、本ものの全治はもっとすばらしいものである。そう聞くと長年の修養によってやっと到達するような困難な道のりを考えて気が遠くなりそうだが、実は本もののほうが簡単で、確実なのである。それは全治は論理の異なる世界であって、普通の心理学的な筋の通った学問的解説では役立たない。それだけでなくすべてのストーリーが関係がない。つまりわかってもわからなくても全治はもう皆さん方のものであるといってよい。

答えを出そうとする時は、真実はもうそこにはなくて、全治はなり立たない、と聞いたら、すぐに心や症状に向き合うことをやめて、仕事に着手するか、他人からの恩恵を考えて、なにをすれば皆さんに役立つことができるかと考えるのが賢明である。それを難しいというのは自分の気分や能力を考えているからにほかならず、治らない状態という時は自分が思考対象になっている。すなわち自己意識が明るくなっていることは間違いない。そう見てくれればお正月になったらなにを措いても出かけようという初詣は、よほど慎重に考えてみなければならない内容のものである。それは自己意識の集中して高まった集団的行動で、ことごとくなんらかの願いごとを欲深く祈る。家内安全、無事息災、健康長寿、学業成就など、祈願するのが当然のようになっている。その祈りが真実に生きることを妨げ、全治を不可能にしていることに気が付かない。

全治は自分についての祈願のない状態である。初詣はそれを打ち消す行為なのだが、神社に年頭に参詣することが、国民的行事として良いことのように思われているために、気がつかずに全治の機会を逃し、真実に生きることから離れて、新年の気分に酔うのはおろかしいことといわねばならない。私は森田療法の家に生れ育って九十年、一度も初詣をしたことがないし、ご利益にあずかろうとは思わないのである。

全治のめでたさは格別

入学祝いや結婚祝い、また交通では鉄道や高速道路の開通祝いなど、個人や公共の新しい事態の幸運な始まりは祝福される。ただ同じ祝いごとでも正月のめでたさは、ほかのめでたさと違うことに気付いておられたであろうか。普通のめでたさにははっきりした理由がある。ところが正月のめでたさには理由がない。年の初めのめでたさという理由があるではないかといわれるであろうが、なぜ年の初めがめでたいのかと問われると、はっきりした答は難しいのである。しかし特徴的なことは、誰彼なく皆がめでたいという点である。そこにはまったく区別がなく、比較がなく、よしあしがない。したがって対立するものがなく、勝ち負けがない。それで安心も不安もない、ということに気付かれたであろうか。

正月とはそういうめでたさに包まれた期間である。これは考えによらない人生が垣間見える時であり、それを見逃してはならない。この状態は真の実在そのもので、ほんの少しも自己意識が概念化されてはならないのである。二〇二〇年の年末のニュースに国連の重要な任務についた日本人女性が、就任のことばとして「気をしっかりと引きしめてやりたい」といっていた。これが自己意識内を概念化した真実からの脱線のよい例である。当りまえの話を決意をこめて、上手にいっているようだが、「あるがまま」の真実からは遠く離れて、自分についての考えにとらわれているのである。

森田療法の全治は正月のめでたさとそっくりである。心のやりくりでよくなると思うのは間違いで、治そうとするどのような考えを持ちこんでもうまく行かない。前院長の宇佐玄雄は「子供のほうがよく治る」といったことがある。それは大人のように理論的に自分で納得しようとしないからで、いわれたとおりに実行してすぐに治るのである。新型コロナウイルス感染症でいうならば、その拡大の情報にビクビクハラハラして接し、対策はおこたることなく、万全を期して行うこと、あたかも医療機関のごとくであることが望ましいのである。そうすればこのたびの正月のめでたさは緊張のうちに全治の保証としてあらわれるに違いない。

神経質の日常性

どなたもご自分のことでよくおわかりであろうが、一見のんきそうに見える人でも、かなり生活や仕事には気を使っているものである。二〇二〇年十月月二十八日に行われたNHK杯フィギュアスケート・グランプリにおいて、女子シングルの部で優勝した坂本花織選手は直後のインタビューで「とても緊張したんですけど、のびのびとやれました。これからもいい緊張のなかでやっていきたいと思います」と語った。そのことばは、あの美しく冴えた演技のイメージの拡がりに消されて、ただ感心し、羨ましいばかりの憧れのみが残ったかもしれない。

しかし私はまず口を突いて出た「とても緊張したんですけど」という口調に「森田神経質の人に違いない」という確信を得た。自己意識内容をいうか、いわないかで、そんな違いはあるのだろうか、と思われるかもしれないが、それは実に大きな分かれ道なのである。神経質のとらわれは、そこから「緊張はあってはならないもの」として予防したり、排除しようとするところから始まる。そこで「緊張はあってもかまわない」とか「あるのが当りまえだ」という解説がなされるが、そういった逆転の発想でうまく治るというのは森田療法としてはお粗末である。

そもそも自己意識内容、もしくは自分の心を、考え方で調整しようということからして、自己の真実をよく見抜いていない人にありがちなとらわれである。森田正馬先生の「あるがまま」は考えではない。つまり考え方を変えて「あるがまま」の実現を目ざすのではない。緊張したらしたまま、不安になったらなったままであって、あらゆる考えのまえの意識の状態である。それは「ことばのない世界」というべきもので、あらゆる解説に関係がない。手っ取りばやくいえば、自分を考えで表現するまえの状態で、外のことや他人のことにとり組んでいる状態が一番たしかである。他人への感謝なら間違いない「あるがままの全治」にほかならない。はじめに述べた坂本花織選手は「これからもいい緊張のなかでやっていきたい」という名言をのこした。その実行が体得あるいは全治なのである。

不安の解決に心は関係がない

テレビの「悩みごと相談」の番組を見ていると、考え方を変えたり、心のあり方に工夫を加えるものなどが多い。中には心理学的な解説で、理解を深めることによって、自己洞察を深めたら解決すると説く学者の、もっともらしい意見もあって、聞く人びとを感心させている。また例外なく心を明るくするようなものや、心が癒されるものが話題になっていて、抑うつ状態を無くそうとしていることがよくわかる。要するに気分転換が中心になっていて、新しい精神生活が始まりやすいように仕向けているのだといってよいのではなかろうか。

こういう話は当たりまえすぎて、どうしてわざわざ取り上げるのだろうと、いぶかしく思われるだろう。ところがそこに大きな盲点があるのが気付かれていないのであって、そこを上手に解決したら、誰の手も借りないで見事に悩みごとは解決するだけでなく、不安という不安のどれ一つも起こりようがなくなってしまうのである。

はっきりいっておかねばならないのは心の問題、自分で見た自分、すなわち自己意識の内容は、筋を通した正論の通じない世界なのだということである。しかし臨床心理学があるではないかといわれそうであるが、それは他人が客観的にこちらの心のなかを取り扱っているから学問として成り立つのである。それに対し自己意識の内容は自分の主観で描き、作り上げてしまった世界なので、事実でないことがわからずに信じこみ、無批判に思いこんだ自己像にすぎないのである。それは主観的な虚構の世界なので、真実と思って取り組むことで脱線してしまうから、知性で抽象的論理的に解決しようとすることが間違いなのである。むしろ一切手出しをしてはいけないことを早く知って、自分や心について論ずることをやめれば、即刻真実に生きることができる。それはなにも難しいことではなく、今の目の前の現実の課題に敏感に対処して、ただならぬ緊張のうちに社会生活上の工夫を手ぬかりなくなしとげていくことが、ほかならぬ不安の真の解決が同時になりたつ姿である。現実の新型コロナ感染症拡大への対応こそがまさしくそれなのである。

心をどう扱えばよいか

だれしも今正しく判断して、確実な道を歩み生活している、と思っている。しかしその生活のしかたでは、知らない間に自分の気持ちにとらわれていて、そのために感情生活のほうに引きずり込まれているのがわからない。たとえ、それに気づいたとしても時すでに遅く、自分の感情なのに思いどおりになってくれないから、どうやりくりしても悩みは増すばかりである。こういう当たりまえで、どこも間違っていない精神生活が森田神経質の心理そのもので、森田療法は特定の人びとだけに通用する特殊な心の問題の治療法なのではなく、自分について考える、いいかえれば向上心のある人なら、どなたにも役立つ人生上の大きな課題を解決する役割を荷っているといってよい。

それでは元より病気でもなんでもない所から出発しながら、なぜある人びとだけが苦しい神経症性障害を引きおこすことになってしまうのであろうか。聞けばその人特有の、ある時の事情が発端として語られる。けれどもそれはかならずしも、抜きさしならぬ原因のように見えていても、多くはきっかけにすぎないのである。したがって気になり続けている悩みの本態は、今自分が片時も手をゆるめずに解決にとりくんでいるその姿勢そのものであって、そのなかに内容として原因らしいことがらが物語として入っているだけなのである。ふり返ってみれば自分の苦痛を何よりも先に解決しようとするのは感情の自然であって、じつにもっともなことではあるが、困ったことに自己意識のなかは自分の心の問題なのにうまくいかない。しかもつねに不安がつきまとうから、一刻も放置できない感じがする。ただもう方法のかぎりを尽くして人知れず早く治そうとして、その努力は自分に対して手をゆるめようとしない。その葛藤はますますひどくなり、軽くなる見通しは見出せない。

森田神経質の人は熱心である。仕事に取り組めば他人に負けないであろう。それがどうして症状には勝てないのであろうかと不思議に思われるであろう。しかしこの事実に対して森田療法ではそのまま受け入れて克服しようとしないでよい。それで瞬間的に全治するのである。そこがじつに鮮やかで他に比類を見ない。

後から理論化すれば、人間のもつ知恵、すなわち「考える力は精神の外部機構」であって、自分の心の問題の解決は守備範囲外なのである。今日の森田療法を見渡して、知性による理論学習で治そうとする傾向が見られるのは、その点から見ても、本療法の真髄をよく見きわめたものとはいい難いのである。

ところが、幸いなことに、理論学習そのものは対象が自分以外のことなので、立派な精神作業であるから、他者意識が明るさを増してくる。こうなれば自己意識は暗くなるので早速の全治が実現する。どこがいけなかったかというと、その理論学習を治すための方法であるとしたことなのである。それはあたかも全治の状態をだめにする「治そうとする自己意識」を最終目標として掲げているため、うまくいかないのである。自分のことはほっといて、ひたすら理論学習の勉強に打ちこめば、いや応なしに治らずにはおかない立派な精神作業として生きてくるのであった。

こうして見れば、治そうとする自己意識内容は影をひそめて、初めから他者意識だけの生活をすればよいことがわかってくる。一般にいう「心の問題」とか「自分のこと」は、みな自己意識をとり上げたものなので、どう扱うかよりも、まったくとり合わないでよかったのである。

ここまで来ればあとは至って簡単である。心とか自分というものを設定する必要がなくなったので、自己中心性はおのずから消失し、全治があるばかりの自然の風光のなかにあってただ働くばかりなのである。森田も究極のところを「ただ働くだけです」と語ったという。その優れた回答は、ただちに外に向って仕事を始めるという、生きいきしたものであった。

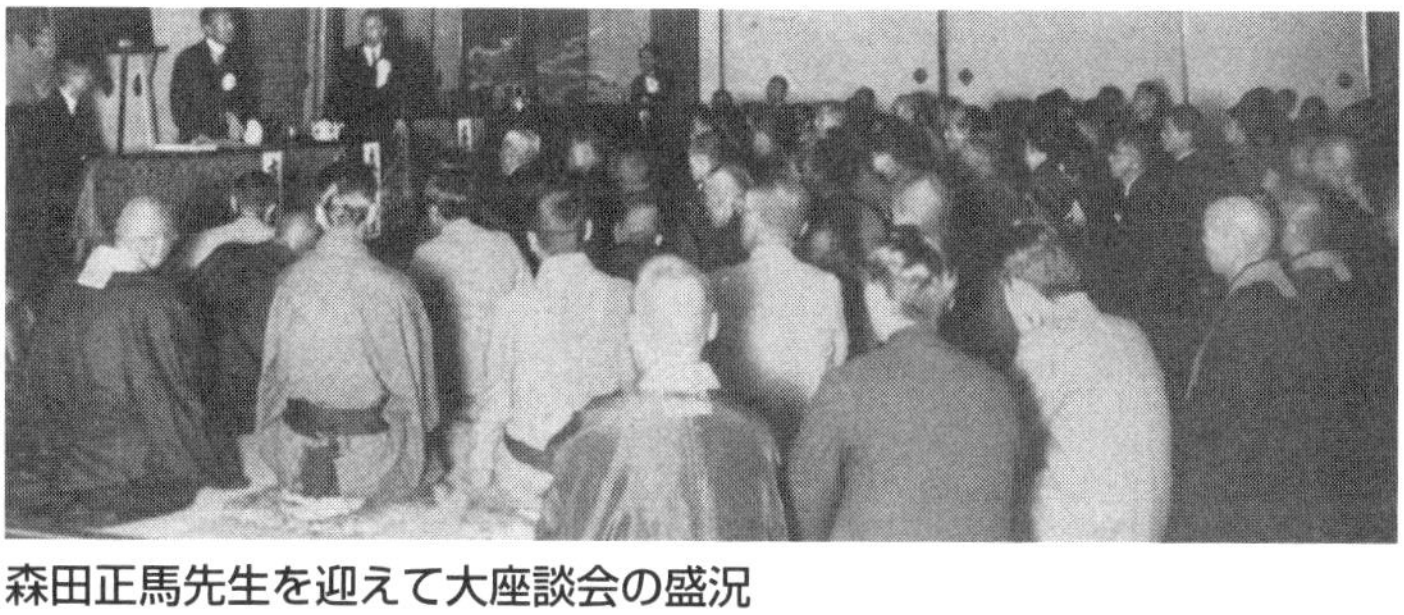

森田正馬先生を迎えて大座談会の盛況

精神療法の権威・森田正馬先生を京洛に迎え、東福寺大方丈に於いて大講演会を開催。昭和6年10月。

（壇上に立つ森田正馬先生）

「自分を見つめなおす」のはよいことか

テレビに悩みごと相談の番組のあることはよいことで、メンバーのお坊さんが宗教学者という肩書きで解説されるので参考になる。しかし悩みの解決は悩む人の自己意識内に主題がある間はうまくいかないものである。数人のメンバーが思い思いに意見をのべて、客観的にはわかる形に結論をもっていくが、それがうまくいったかどうかまでは番組のなかでは扱われないからわからない。しかし大体の傾向として心の統一が目標とされており、助言の傾向としては考え方を変える方向にもっていくように見える。

最近のその番組で、僧侶の宗教学者が、写経が心の統一によいとすすめられたところ、脳科学者で、心理学にも詳しい相談員の女性がそれに賛同して「自分も写経をしてみて自分を見つめなおすのによかった」といった。写経自体は他者意識のもとで行われる作業であるから心の問題の解決には適切であり、速効的でもある。ところがその点をいわないで、自分を見つめなおすのによい、とあたかも自己意識内によい変化が期待できるかのようにいうのはよろしくない。

悩みが自己意識内を見つめなおすことで解決すると思うのは学者の陥りやすい間違いである。脳科学や心理学で悩みの解明に行き届いた説明をしても、悩む人にしてみれば自己意識内を概念化しなおす手間がふえただけのことで、真の解決には程遠いのである。悩みの解決には科学が邪魔をするのだということを、声を大にして今いわないと、いつまでも脳科学や心理学にたよって理論的解説に満足し、そのかぎり迷いは去ることがないであろう。

先年ある禅宗の大本山のお寺の管長さんと二人きりでいた機会に、「よく『しっかり自分を見つめろ』といわれるのは間違いではないでしょうか」とおたずねしたところ、笑って「あれは常套句ですよ」といわれた。

私は精神療法家として、自分を見つめることをやめて、すぐ外界への最高の気配りのもとに、他人に役立つ仕事を始めることをおすすめしたい。もしどうしても見つからなければ、写経を心の統一のためでなく、字の芸術を創造するためになさるならば早速に悩みは解決されるであろう。

アナウンサーのインタビューのしかたについて

アナウンサーになる人びとはインタビューについてどのような教育を受けるのであろうか。アナウンサーに知り合いがいないのでたずねたこともないが、あまりにも当たり前過ぎて教科書はないのかもしれない。精神科医のわれわれからすれば、まことに変なきき方をする。しかし世間ではそれが当たり前なので、少しもおかしいとは思われない。たとえば特別に優秀な成績をあげた力士に「おめでとうございます」ここまではよい。つぎに「今の心境はいかがですか」ときくのがわるいのである。自分をして自分のことを語らせることがいけないのである。

有名な森田療法家であった鈴木知準（とものり）先生は初診のまえに森田先生の本を読んで「自分のことばかりしゃべる人は森田神経質ではない」と書いてあったので、森田先生からなにを聞かれてもせいぜい黙って答えなかったら、森田先生に統合失調症と間違われてしまって、入院を断られ、困った親が他の先生に手を回して、そこから頼んでもらってようやくにして入院が許された、と生前に苦笑して森田先生を懐かしまれた。

自分について語らない、という生き方はもう全治である。それは自分を概念化することがないからである。もうそれだけで全治が達成できるからである。考えた自分を離れるとはどういう状態かというと、それは疑いもなく毎晩眠っている状態、それそのものである。

昭和の終わりごろの妙心寺管長 梶浦逸外老師は揮毫を頼まれると、よく色紙に「夢」という一字の墨跡を書かれた。これはけっして「人生は夢のようなものだ」というお説教ではなくて、自己概念のない現実の、赤裸々な表現だった。

夢は見っぱなし、描きっぱなしで、無批判の状態で目がさめる。そのときの自分はまったく良し悪しがない。どんな自分もきめられない状態で次の行動が始まるのである。その社会的行動は十分、慎重であらねばならない。それはほかならぬ他者意識での行動であり、全治にほかならないなのである。

本当は治らないでいることはできない

仮想現実空間、バーチャルリアリティといっても、他人ごとのようにしか思えない。「自分はしっかりこの現実社会に、地に足をつけて生活している。その証拠に社会生活の苦しさを嫌というほど味わっているではないか」と思いがちである。実はその社会の生活のしにくさこそがバーチャルリアリティの中でさけられない苦しさなのである。もしバーチャルな世界を脱して、真実に生きるならば、だれでもただちにとらわれからの解脱の道を進むことができる。

不安や恐怖や悩みは、ことごとく「自分で見た自分」がかかわる自己意識のなかに生ずる。他人のことを心配している人には神経症性障害は起こらない。それは他者意識のなかで精神的な緊張のたかまりがあるからである。その時の自己意識のあり方が森田療法で重要視する「あるがまま」なのであって、ほかならぬ全治の状態であり、治ったといってよい。それはそうなろうとして自己意識の努力でなれるものではなく、他者意識がなんらかの外界への取り組みで明るくなると、自動的に生ずる自己意識の暗くなる状態である。森田がよく「君はもっとハラハラしたまえ」といったというのは、この他者意識の明るくなる外への取り組みをうながしていたのであって、森田の着眼のすばらしさに改めて敬意の増すのをおぼえる。外への緊張の時は治らないでいることはできないのである。

昭和二十年（一九四五）の春に、はじめて静岡市に空襲があった時に臨済寺の住職であった倉内松堂老師が、のちに京都の妙心寺の管長になってから笑って話されるには、ちょうど洋服屋の人が来ていて爆撃が始まり、逃げるに逃げられず、腰が抜けて座りこんでいたら、気がついた時は洋服屋はもういなかったという。そこで「禅僧がこんなことではダメだ」と修行をやりなおしたそうである。この話は極度の精神感動のために仮性運動麻痺が起こったもので、修行の不足によるものと見るのは当たっていない。

不安・緊張・悩みの瞬間的解決

なにかが解決しそうでできないとすぐ不安を生ずる。それは社会生活上は「緊張する」といって、良くないことの始まりのように考えて、心に対処するやりくりが始まる。その努力の結果はかならずうまくいかないので、人知れず悩みが始まるが、黙っている人は悶々とし、いわないでいられない人は相談をもちかける相手を探す。テレビ番組はそれを察して頻繁に特集を組み、脳心理学者が卓越した解説をして、大いに感心させられるが、それで終わりである。その他もろもろの心の相談に乗ってくれる親切な窓口があるけれども、いくら深い配慮のもとに心理相談が行われても、学説による根拠をもった、相手を納得させる心の解決法では、わかった所にとらわれて、そのとおりにしようとする自分の、動きのとれない新たな悩みに困りはてるのである。そうしてストレスが増すばかりとなる。

このように「解決」という目標をもった相談の態勢は、かならず「未解決」という対立概念を伴っているために、「未解決」を嫌ってそこから離れようとする努力が消えない。つまり「未解決」が自分によくないものとして自己意識の中に立ち向かい、どこまでもそれが目立って仕方がない。どのような心理学的理論をもってきても実のところうまく行かないのである。

考えの世界では不安・緊張・悩みの解決には役立たないことを見抜いた人は幸運である。内容がどのようであろうと自己意識すなわち心の内容は、自ら解決に乗り出す相手ではなく、完全にほったらかしで十分な、至って世話のやけない世界であって、だれしもが今すぐ真の解決を実現しうる端緒に満ちている。しかも瞬間的に実現可能なので、これほどすばらしいものはない。

今こそ先輩格のサルたちに学ぶべきことは、この自己意識内にことばと論理を持ちこまない精神生活である。人間はその賢い知能をけっして自分に使わずに、もっぱら世のため人のために存分に発揮し、感謝して進めば、その瞬間から不安も緊張も悩みも徹底的に解決され尽くすのである。

新鮮で日常的な生活

二〇一九年は森田療法が誕生して百年を迎えて日本森田療法学会は大へん盛大であった。それは結構なのだが、発展のかげに大切なものが失われたように思われてならなかったので会場で指摘しておいた。

それは森田療法では治癒機転の中心である「あるがまま」が「考えである」とされてしまっているという事実である。皆様方にも十分ご注意を願わねばならないのは、「あるがまま」は考えではないということである。

神経症性障害が治りにくいと思われているのは心や症状を考えで「あるがまま」にして森田療法を実行しようとしているからである。考えでない「あるがまま」が作用すれば、どなたも早速その場で治らないでいることのできない、すばらしい全治が現われるのに、これを見逃すことが非常に惜しまれるのである。その実際は極めて容易なことで、症状や自分、また心については一切言葉を使わずに、とりあえず目の前の仕事を他人に役立つように工夫してやり始める時、その瞬間、瞬間が申し分のない全治の姿なのである。

言葉は自分とか心とかの自己意識の内容をきめる働きをもっているために、残念ながら自由に変化してやまない「真の自分」の事実を見失う。したがってそれに対抗する治そうとする言葉とぶつかって、その調整を必要とし、無駄な葛藤を生じて、治ることが遅れるのである。

このごろ森田療法といえば、一般には森田理論の学習から入るようである。しかし、入院森田療法で理論や言葉を離れて、自分をどのようにもきめないまま、指示に従って外界の事物への観察や研究的な取り組みに着手する全治の早道は忘れていただきたくない。入院施設の少なくなった今日、考えによらない「あるがまま」を十分に発揮する道は、自分の心を行動の原理にしない、ひたすら社会生活への取り組みに苦心の骨折りをすることである。その生きづらさが問題なのではない。生きづらさを回避しない生活の姿が、もう直ちに全治なのである。

この時に当たって抗不安薬以外の、何か良い薬はないものかと言われるならば、最も的確な成果が得られ、しかも治らないではいられない優れものが、ほかならぬ「症状」なのである。症状が薬と聞いて驚かれるであろうが、これほどよく効く薬はない。しかも症状は自分の持ち前であって、取り寄せる手間もかからない。

国を挙げての非常事態宣言のもとでの、出口の見えにくい毎日を送られた皆様といっしょに、異常な数十日をともに忍んで、ひたすら家での生活を送らざるをえなかったのは、人生上貴重な「過去の経験を活かしようのない実生活」であった。この状況下においても、言葉のない「あるがまま」に生きる人は、そのストレスに対抗するなにものも持つことなく、症状を薬として飲みながら、経験に関係なく生活し、そのすべてが全治であった。

このように真の全治は、全く経験をふり返ることのない新鮮な日常的な生活として現われる。だれにも影響されない生きいきした、どのようにも決められることのない自分は、自分でも知らない成り立ちを持つ。もはやその時には自分をふりかえる必要はなくなって、自分に用事がなくなっているのである。症状は、自分をなんとかしようとする、自分相手の工夫によって架空の形で生じた実体のないものであった。

世間でよくいう「自分をしっかり見つめて」という指示は、努力の方向を誤らせる脱線に誘う掛け声であったことが明らかになると、もう自分や心や症状などについての用事は一切なくなり、自分を意識することなく、仕事に、生活に、また勉強に全力を挙げて取り組んでいる状態だけがあって、自分でも気付かなかった思いもよらぬ知恵が働き、成果があがって自分でも驚かされるのである。精神的に言えば、外への働きは他者への惜しむことのない問題解決への協力と感謝と学習である。

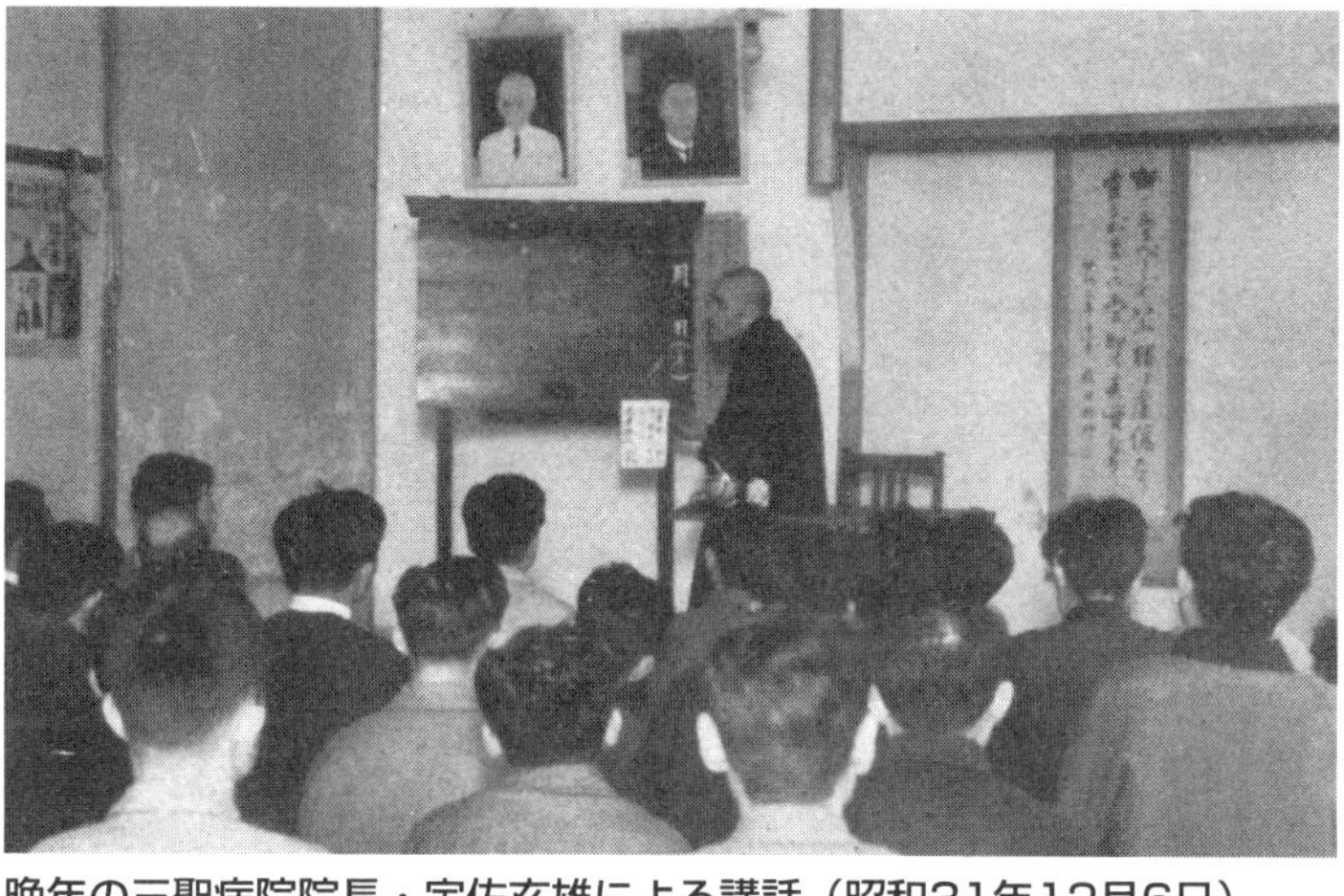

晩年の三聖病院院長・宇佐玄雄による講話（昭和31年12月6日）
病躯をおして入院患者に講話をする尊い壇上の宇佐玄雄。

心には手出しをしないこと

日本には精神文化を尊ぶ気風があり、それを誇りにしているという伝統もある。また「わび・さび」というものは外国人にはわかるまいという広く国民性に根ざす自負もあるが、それを的確に説明するとなると、なかなか難しいものである。それは心の問題はすべて自己意識に属し、その自己意識内容はことごとく主観にもとづいたもので客観性がないからである。

神経症性障害（森田神経質）という主観的な病気の精神療法上のむずかしさも、この点に共通の原因があることを見破れば、難しい心理学治療理論を持ち出さなくても容易に完全に解決する。それは思いもよらない、意外なまでに新鮮なことがらで、だれも気がつかなかったことなのであった。

その心の問題を一挙に解決し、ぐらつくことのない真実を発見するという人生上の一大事は、おそらく長年にわたる修行の成果として、特定の恵まれた個人に幸運にも見出されるものでもあろうかと、羨望の目で想像されがちであるが、じつはそれは禅宗の僧堂の厳しさの一端を伝える、テレビからの予測に過ぎないのである。

パニック症などの不安症や恐怖症が治ることの実際は、どのような考え方の進歩によるのでもなければ、積み重ねられた修行の経験によるのでもない。

それは誇るべき日本的精神文化を今早速離れて、自分の立場を明解にするまえに、生活上の骨折りに徹して、あらゆる問題の解決、学習そして感謝の、他者意識における努力を始めればそれでよい。それはいつでもどこでもとりあえずの、自分を離れた用事への手出しが始まればよい。

いいかえれば自己像や心を描き、さらに神経症性障害を形作ってきた言葉と論理を捨てて、自己意識内を概念化するまえに生活を先にして、ひたすら他人のために骨折ることである。ここに「わび・さび」も真に深い味わいとしておのずから実現するのである。

心に関係のない生活の前進を

「心なんかどうでもよい」などといおうものなら、皆からさんざんに叱られるに違いない。心の問題を窮めるということが、人間としての修養の姿と信じられていて、心をないがしろにした人間のあり方はだめだといわれる。

数年前に『心を整える』という本が大変よく売れて、京都府と市は秋の文化事業の共同テーマにその言葉を選んだ。それに気をよくして、その本の編集者から「数万部売れたので、あなたも心について書いたら…」という手紙が私に来て驚いた。そこで「私が書いたら『心は整えようとするのが間違いだ』という主旨のものになるから、あの本が売れなくなるだろう」と返事したら、それきりになった。

ここで徹底して生命の事実に接する森田療法の立場からすれば、考えによる自分の姿、あるいは心の事実は、真の自己意識内容そのものではなく、すでに自分の考えによって概念化され、きめられたものである。生命の事実はそれではなくて無限に多様な、変化してやまない、きめられない状態である。

森田の「あるがまま」は自分の考えでとらえようとしてもできない変容の姿そのもので、ことばと論理できめられることのない、概念化のまえの生き生きした生命の発露なのである。

恐らくほとんどすべての人びとが、つかんだと思って喜ぶ「治ったと思う瞬間」は、そのかぎり脱線のはじまりにほかならない。真に治るのは「治ったかどうか」の問いも答えもないところで、いきなり生活、仕事、勉強、芸術活動や感謝を始める働きに現われる。

心にもないお世辞をいう、という時の「心にもない」自分の扱いがきわめて重要なのである。もちろんお世辞よりも、世のため人のために役立ち、喜んでもらえるものを選んで早速取りかかるに越したことはない。自分の心について考えている間はだめで、他人への働きで役立つ前進こそ真の全治のはじまりである。

心は「こうなるはず」でない

スポーツでも練習を重ねればそれ相当の効果がある。効果のある所には自信が生まれる。自信が増すに従って自己評価がたかまり、不安をものともしない心境になり、どのような場面にも緊張しなくなる…というふうになるはずだと考えれている。アスリートたちの、われわれを感心させるような競技のあとの感想にも、しばしば思うようにいかなかったという後悔のことばとともに、他日を期するという意気込みが語られることが多い。

この誰しもに共通した「自己不全感」ともいうべきものを、ひょっとして自分だけのものではないかと心配して、そのつもりで周囲を見回すと、本当にだれもそんな些細なことに見向きもしていないように見えるので、自分だけのことのように思えてくる。そのため自分の責任で解決しなければならないと考える。そのとき一番工夫の対象になるのは心である。すべては心の問題だと考えるからである。しかもそれが間違っているとは到底思えないから、結果がうまく行かないのは自分の努力がたりないか、あるいは工夫が足りないかだと考え、人知れず大変な苦労をするものである。それでも思いどおりにならない現実をみて、自分の力不足を嘆くのが常である。

ここまで読まれた方はきっと、どうしてこのように当たり前のことを長ながと書くのだろうと、いぶかしく思われるであろう。筆者の意図はじつはこの当たり前のことが、心にとってはすべて当てはまらないことがらで、いわば脱線である、といいたいのである。つまり解決法になっていないということであって、真の解決法はちゃんと別にある。それを明らかにして皆さんのものとして役立てたいと切に願うものである。といって、もったいぶって秘伝として扱うつもりはさらにない。

それで思い出したが、二〇二一年の四月の終わりごろ、テレビの精神鍛錬の番組に中村天風氏の写真が出た。天風会という修養団体の創始者である。話は遡るが昭和の頃の三省会の会員で、「元気な時は三省会がよいが、気力が湧かない時は天風会に行くと元気になれる」といっている人がいた。

その人がいうには「天風会ではクンバハカの秘法というのがある。それを身につけていると、飛行機が墜落しかけてからでも慌てないでいることができる。教えてあげたいが、こればかりは他人に教えてはならないといわれてるので、ご勘弁願いたい」という話であった。偶然その後、一九七二年の夏に鹿児島へ行く用事ができて、地図を買って、空港が鹿児島市の南郊の海岸近くにあることを調べて、機上の人となった。鹿児島上空に来て、窓の下に一瞬桜島が見え、錦江湾が斜めに目に入った。もう着陸だなと思っていると、高度を下げてどんどん山のほうに入っていくので慌てた。クンバハカの秘法もなにもあったものではない。「ああ、もう駄目だ」と目をつぶるほかなかった。それにしても着陸の放送も普通で、落ち着いた雰囲気なのが不思議だった。やがて土地がせり上がり、景色が後へ流れて、あっという間に着陸した。そこには真新しい、出来立ての鹿児島国際空港があった。聞けばその年の四月に開港したばかりで、霧島市溝辺町という鹿児島市の北方の丘陵地に移転したのであった。

恐怖も不安も知ることに大いに関係がある。後から考えれば京都で古い鹿児島の地図など買わなければよかったような話である。昔からよくいわれる「知らぬが仏」が思い合わされるが、それは不案内な土地について調べなくてよいという受け取り方をしたら間違いである。予習は十分にした方がよい。ただ地図の上に記された空港の位置が古かったので、大いに慌てたのである。その心の急な変化に対して、どうしたらよいかということについては知らなくてよいのである。「知らぬが仏」は自己意識内容について、それがどう変化しようが対策を工夫しないことを示唆するものである。じつは心の世界はこうなるはずだという経験則の及ばない所である。したがって、いかなる答えも必要でなく、答えを出すことが脱線をひき起こすのである。こうして心については「治される人」になることを今日離れて、ひたすら目の前の生活に骨折っていただきたい。それは医師―患者関係をなくすこと、という思いもよらぬことの実現であり、そこにただちに全治が現われる瞬間なのである。

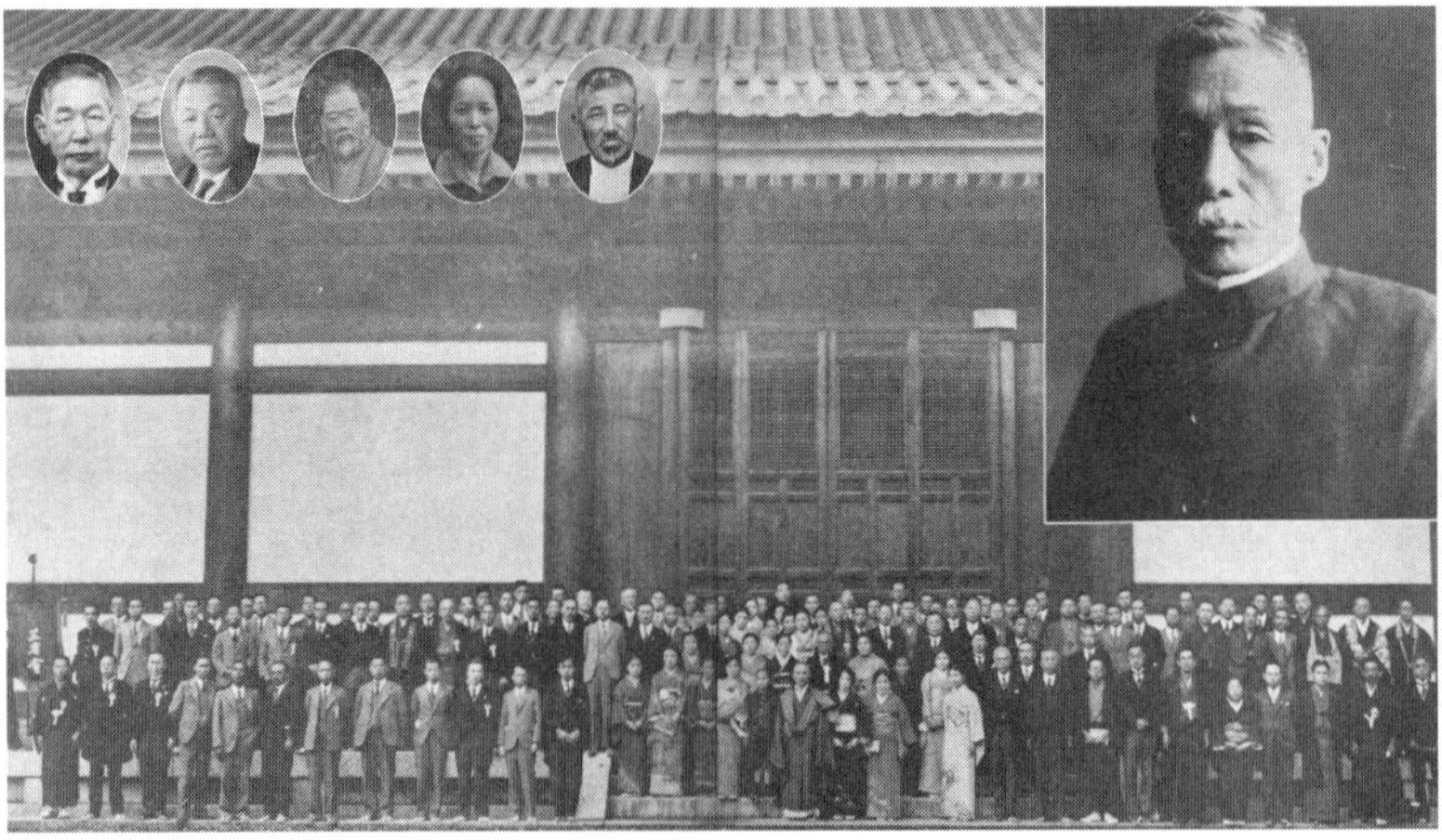

宇佐博士学位受領奉告式と恩師・森田正馬先生

　わが国精神医学の先覚・森田正馬先生の学風を継承発展して、遂に輝く学位号を得た宇佐玄雄の盛大な学位奉告式に全国より来賀に馳せられた恩師と協力者、三省会員の方々。東福寺本堂にて　昭和11年5月17日。

（右上：詰襟姿は森田正馬先生）

（下：前列中央の袈裟姿の宇佐玄雄。その左に若き日の宇佐晋一少年）

第二章　森田療法と宗教の接点

心に工夫なし

森田療法も創始以来七十八年を経て着実な成果を上げてきている反面、若い人々の中にはかなり古い治療法だという印象をもっている人もいるようだ。精神医学や臨床心理学の学会のたびに、新しい治療法の発表を耳にすることを思えば、無理もないことであろう。新療法というからには従来のものの欠点を補うに十分な、期待に応えて治療上の進展に寄与しうるものでなければならない。

ところが森田療法の側からすれば、新たにどのような精神療法が登場してもまったく驚くに当たらないものがある。それは森田療法のように「あるがままで神経質から解脱する」という的確な療法はほかに見当たらないからだ。これほど手間ひまのかからない、インスタントに全治するのはほかにないので、かえって合理的にしか物を見ない人々にはわかってもらえない。

客観的・実証的・合理的に物事を見るのが科学だと思っている方にはそれなりの理由があるが、自分の見た精神内界はまったく別種の論理に従うもので非合理極まりないから、科学者といえども自分の心には手出しができないのだ。精神医学には、もう一つ別な、心の中の事実による科学がどうしても必要になってくる。

幸いにも森田療法には、それがちゃんとお膳立てされている。「あるがまま」こそがそれなのであって、心の中の事実による精神生活を自由自在に成り立たせてやまない。あるがままの世界は決して筋を通した、自分の都合による命令や注文、また良し悪しの価値的な判断に従わないから、如何なる論理の限りを尽くした治療上の工夫も学習も歯が立たない。なぜかと言えばそれはあるがままを客観的に対象化してみる一般の論理の中に引き込んでしまうからで、理論上よく分かるあるがままも実際上役立つのに何ヶ月も要することになる。

あるがままに二種類はなくて、理論として見たあるがままが事実でないことが体験上見破れると、ただ一つの理屈抜きの真実があるのみである。心の内面は限りなくさまざまに変化し、ルールに従わない。どのような感情の法則を持ち込もうとも一筋縄で行かないし、むしろ暖簾に腕押しのように手ごたえがないといった方が良い。しかも、そこには工夫の余地がないのである。夢窓国師の墨蹟に「別無工夫」（別ニ工夫無シ）というのがあるのも、この自己意識内の事情を端的に示している。

心は問題外

「二十一世紀は心の時代」と先を見越して言われたり、「心の問題だ」と片付けられたりする。実際に心のあり方を無視して、現実の社会現象に気をとられると功利的になりやすいので、やはり心を取り上げるのは、品性が教養があるように見える。そういう場合に決まって心というのは品性を指していて「心を磨く」と言われ、また美しい心が讃えられる。

それらは功利的に流れやすい傾向に対して効果が期待されているので、多分に道徳的な自戒に重点が置かれているようだ。それを行動抑止の養成と言っても良いとすれば、おそらくその源流は動機を大事にする考えに基づくのであろう。

「良い行動をするためには良い心を持つことが必要だ」とする動機論はもっとも分かりやすく、支持を得ているのももっともだ。何かに注意が喚起され、そこに関心を持ち、興味が増すにつれて、それをしたいという欲望を生じ、その高まりと共に、しようという意思が明確になり、現実場面において行動化される、という心理学の説明に異論はないであろう。

この筋道は教科書的には行動開発の理論として誤りはない。けれども期待される行動が先に決まっている場合には。その前段階である心理的な条件がうまく整うかどうかが問題で、なかなかおあつらえ向きには行きそうにない。具体的に言えば「やる気がない」とか「やりたいが、やれそうもない」とか、なかなか意思決定の段階にまで至らないので、新たな悩みの種が増してくる。

そこに登場してくるのが極めて実際的な、その場の社会生活上の必要による行動で、しっかりと目的を見定めた仕事ぶりは森田療法の独壇場と言いたいところだが、実は禅もまったく同じ行動様式を取っている。前院長、宇佐玄雄は初めて禅僧の立場を踏まえて、森田療法との類同を「理屈抜きという点で同一筆法だ」と言った。

これは心理的な動機付けなしに現実に即した行動を取ることを述べたものだ。こうした観点からすると、ある禅僧から聞いた「掃除をすると心が綺麗になる」という話ほどおかしなものはない。

究極のところ症状が消えるのか、という問いと同じように、一般に心にクモの巣が張っていたり、埃がたまったままで良し悪しがないのが本来の自己意識の偽らない姿だ。仏教で畢竟浄（ひっきょうじょう）と言っているが、それは自己意識内に言葉と論理をもち込まないで、もっぱら他者意識で社会につくしてやまない姿なのである。

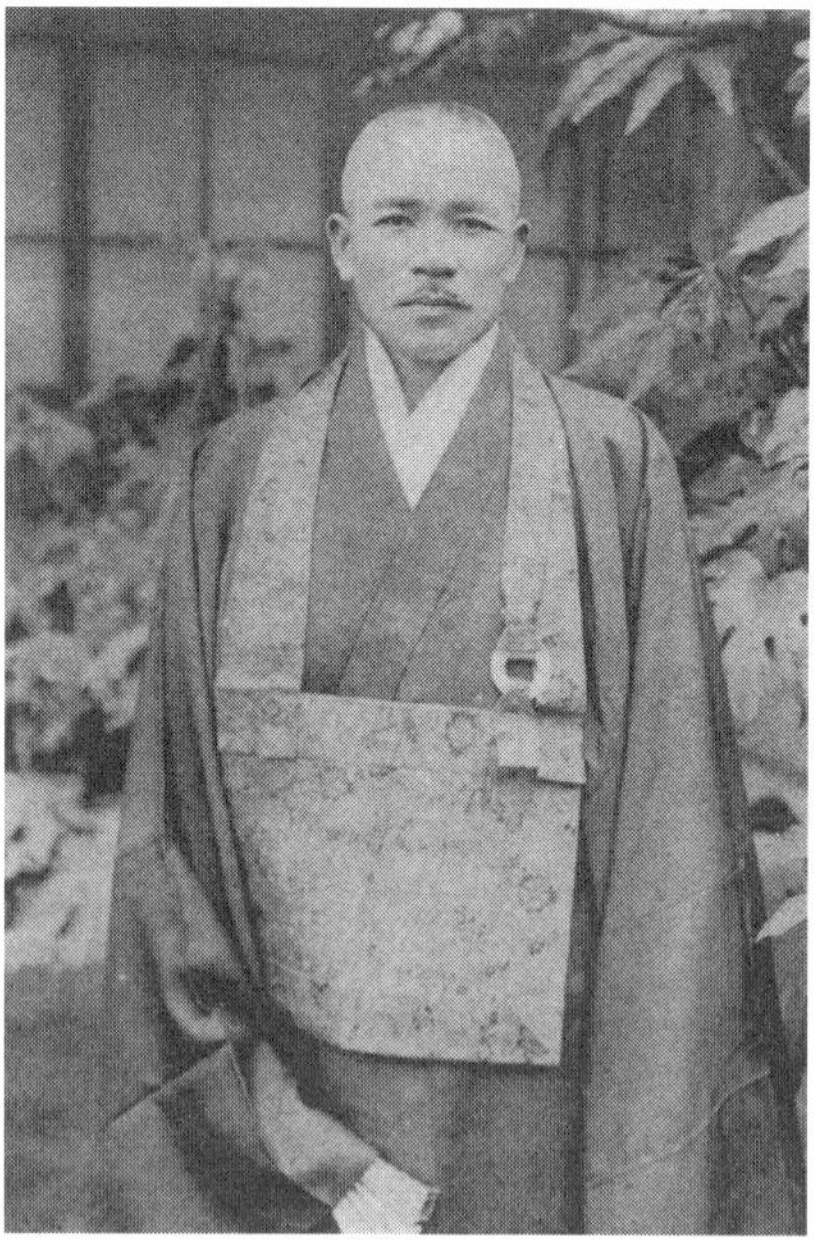

歴住東福英峰雄和尚大禅師　医学博士
宇佐玄雄（昭和11年5月）

内観か外観か

「しっかり自分を見つめろ」というお説教の口調が浄土真宗だけでなく、広く宗教家全般に及び、それにつられて森田療法家の中にもその言葉を利用する人もみられるようになった。

これは元浄土真宗で門徒に対して行われた「身調べ」に由来するもので、その直系が内観療法として日本の精神療法の一翼を担っている。こうなってくると森田療法との混同が起こり、ことに外国の学者に「森田療法とどう違うのか」と質問を受けると、その戸惑いがよく分かる。

内観を徹底することは自分の過去に遡って記憶を蘇らせ、歴史的な自己の人間像を浮き彫りにすることである。特に社会的対応が改まるとすれば治療的意義も大きいといわねばならない。

ところが森田神経質の場合、症状へのとらわれは自分の経験を未来史へと投影すれば予期恐怖となり、過去の歴史から脱却しようとすれば強迫観念となることは申すまでもない。

この点は悩み事一般についても等しく言える共通の成立事情であるといってよいであろう。それは自己のイメージが描かれる以上は消し去ることができない歴史的事実だからに他ならない。

森田療法では、それはそれとして、今その場の社会的必要さに応じて、すぐに手を出して進むところに治癒が成り立つという特色があり、その時におのずから自己意識は「あるがまま」であるよりほかはない。

森田療法における自己は、もはや歴史を超えて生活する自分であり、歴史にとらわれた自己意識内容をしっかり見つめることではない。描かれた自己のイメージには主観的な虚構が入り混じっているので、内観がそのまま真の自己とは到底言えないのだ。

かつて第一回国際森田療法学会（一九九〇年　浜松）で外国の学者の「森田療法と内観療法とどう違うか」という質問に答えて「森田療法は自己観察をしないので、自己のイメージを決めることがない。それに対して内観は自己内省を深めて描いた自己のイメージに留まる。森田から見れば内観は、あたかも外観のように見えてしまう」と発言した。見るべきものは外界の人や物や事柄なのだ。それには他者意識に基づく善意の行動が急がれるのである。

第三章　特別寄稿

『日本森田療法学会雑誌』三四（一）、二〇二三より転載

宇佐玄雄・宇佐晋一を《読む》

東京慈恵会医科大学森田療法センター名誉センター長　中村　敬

はじめに

シリーズ三回目を迎える本稿では京都、三聖病院において父子二代にわたり森田療法を継続した宇佐玄雄・宇佐晋一を取り上げる。玄雄は、その著書に森田が「余の弟子の内で、宇佐君は、其第一の人である。」という書き出しの序文を寄せたように、森田との深い交流があった、文字通り第二世代の森田療法家である。その子、晋一は、厳密に言えば森田療法家の第三世代に属するが、玄雄の没後、禅的森田療法を忠実に継承し、その徹底に努めた事からして、彼の治療論を玄雄のそれと切り離すことはできない。今回、玄雄、晋一父子を一括して論ずる所以である。

このシリーズでは、毎回、対象とする森田療法家の著書、論文、エッセイや講話の記録

などをもっぱら《読む》という作業から論を起こしている。今回は下記の著書をテクストに用いた。玄雄には『説得療法』（一九三六）、『神経質・神経衰弱の自覚療法』（一九五二）の二著に加え、後年、晋一との連名で出版された『あるがままの生活―講話集―』（二〇二〇）収録の講話集と「吃音症の迅速根治法」を参照した。また晋一については、『あるがままの世界―完全版―』（二〇二〇）と前述した『あるがままの世界―講話集―』をテクストとした。前著は晋一の著書『あるがままの世界―仏教と森田療法』（一九八七）、『続あるがままの世界』（一九九五）、『森田療法による実践的生き方』（一九九一）の合本であり、後者は三省会編『真実に生きる』（一九八一）、『禅的森田療法』（二〇〇四）に晋一の六本の原稿を追加したものである。晋一の治療論はこの二書に網羅されているとのことである。

宇佐玄雄の森田療法

宇佐玄雄（一八八六～一九五七）は三重県に生まれ、十歳の頃、伊賀市山渓寺（臨済宗東福寺派）の宇佐玄拙師について得度し、嗣子になった。青年期には頭痛、不眠、不潔恐怖、間違い恐怖などの神経衰弱症状に悩んだという。一九〇八年、早稲田大学文学部哲学科を卒業後、臨済宗大徳寺にて修禅し、一九一三年に自坊の山渓寺住職になった。その後、改めて医師を志して東京慈恵会医学専門学校（当時）に入学。そこで精神医学の教授であった森田正馬にであった。一九一九年に慈恵を卒業後、森田の勧めにより東京帝国大学、呉修三教授の下で研鑽を積んだ。一九二二年、自坊の本山である京都市、東福寺山内に森田療法の専門施設として三聖医院を開設。一九二七年に三聖病院となった。病院設立時の経営母体は東福寺であり、院長は玄雄が務めたが、院主は東福寺管長家永一道師であった。また顧問として京都帝国大学の今村新吉教授が森田と共に名を連ねた。一九三二年には三聖病院の退院患者たちの親睦と修養のために三省会が発足した。一九五二年には京都にカレン・ホーナイを迎え、森田療法について意見を交換した。一九五七年、没。

このように玄雄は禅僧から医師になったという異色の経歴を持ち、臨済宗の本山に病院を設立したことから見ても、彼の森田療法が禅的な趣を帯びたのは当然のことだろう。実際、玄雄は「（禅と森田療法とは）理屈抜きという点では同一方法だ」と語り、「神経質の治療は、元是れ法にあらず、術にあらず。その治療は畢竟、体得、諦悟にありて、説くべきの文字なく、諭すべきの言句なし」と記した。また「本療法を自覚療法と呼ぶことを森田に進言して承認を得た」といわれるが、そこには「自覚」という言葉の一般的なニュアンスを超えて、「自ら悟りを開く」という仏教語の意味が込められていたことは容易に想像できよう。その一方、玄雄の著した森田療法の入門書を紐解くと、ヒポコンドリー性基調、精神交互作用、思想の矛盾といった森田の学説を忠実に解説するとともに、神経質の症候を運動機能の障碍、血行に関する障碍、呼吸機能に関する障碍…というように医学的、身体機能別に記述がなされている。消化内分泌機能に関する障碍の項でフランスの神経学者、デジュリンの報告例を詳しく紹介しているところには、フランス精神医学に造詣の深い今村の影響があったのかも知れない。さらには神経質と種々の身体病、脳病、精神病との鑑別診断の必要性も論じている。一九五二年の著書ではデジュリンの症例は割愛されたものの、機能別の症候論には、予想以上に医学的観点が見出されるのである。

次のようなエピソードが晋一によって語られている。玄雄はホーナイとの面談の際、「森田療法と禅とは関係あるか」と質問され、「禅と森田療法とは関係ない」と答えたが、事後、「あの時、禅と森田療法とは同じ方法であると答えるべきだった」とメモに記していた。玄雄はなぜ、咄嗟にそのような返答をしたのだろうか。自らの療法が禅とは無関係に生まれたと言明する森田への忠誠心ばかりではなかったろう。そこには禅家にして精神科医であるという玄雄自身の二重性、両義性が透見される。こうした二重性を保持し続けたところに治療者としての玄雄の特性があったのではなかろうか。ここで玄雄の治療の特徴を見ておこう。その一つは不問の強調である。「種々の患者の訴えに対しては、一切相手にならず聞き流す…医師が不問にするのは、患者自身の体得によって治らせるためであり、最も親切なことである」。実際、診察室に来て症状やそれに伴う苦痛をくどくどしく訴える患者に対しては、「ここに来たら治りませんよ」と突き放したという。玄雄の治療のもう一つの特徴は、「恐怖突入」、すなわち患者が最も恐れる状況や対象にあえて直面させることであり、後世の精神療法において症状処方、逆説的介入と呼ばれる治療技法と共通するアプローチである。だが、玄雄の場合、こうしたアプローチは単なるテクニックにとどまらず、「あるがまま」についての次のような理解から必然的に導かれたものであった。「之（あるがまま）には二つの場合がある。一つは苦痛も煩悶も、そのあるがままになり切ることである。…第二の場合は、苦痛に対して注意の眼を開き、その状況をあるがままに正しく観察し、叙述し、批判しようと試みることである。斯くせば、その苦痛は自然に客観的のものとなり、主観の執着を離れて、初めて之を脱離することが出来る」。例えば吃音症の治療において玄雄は患者に次のように言う。「吃るところをありのままにみせてほしい。…ありのままをさらけだして、医者にみせなければ診断を誤るから、十分に吃りなさい」。「われわれは神経症患者を診察するときは全てこの方法である。たとえば心悸亢進症ならばできるだけ強く心悸亢進を起こすように、赤面恐怖の患者ならば十分赤面するところを見せなさいといい、手の震う患者には十分震わせなさいと請求すると、いずれもその症状が起こらないのである」。

このような玄雄の「症状処方」の例は枚挙に暇がない。不眠恐怖の患者には「眠くても我慢して一晩中眠らずに居って見るがよろし。但しその間は夜警の積りで、充分精神を緊張し些細な物音にもよく注意して、苟も粗漏のないやうにしなければいけません」と指示した。次の診察の際、患者は「何でも辛抱して朝まで不寝番をする決心で寝ましたが、いつの間にか眠ってしまって、夜の明けるのも知らずにスッカリ寝込んでしまひました」と報告したという。また蛇の強迫幻視におびえる尼僧に対しては「一、幻影視えば、恐ろしきまま恐れ戦きながら忍んで之を素直に見るべし。二、さらに進んでは、幻影の現はるる状況、蛇の形状等を詳細に観察すべし。三、幻視に就ては決して之を他人に訴ふべらず」という指示により治療に導いたのだった。

宇佐晋一の森田療法

宇佐晋一は一九二七年京都市で生まれた。一九四九年、京都大学附属医学専門部を卒業後、一九五三年に京都大学精神医学教室の助手となる。父の死後、一九五七年に二十九歳にして三聖病院院長に就任。二〇一五年に同院を閉院するまで、五八年間にわたり入院森田療法の実践を続けた。晋一の功績に対して一九九二に厚生大臣表彰（精神科医療功労賞）、一九九五年には第六回森田正馬賞が授与された。

一　禅的森田療法—理屈抜きの徹底—

晋一は自らの体験を次のように回顧している。一九五三年頃から、病床に臥すことの多かった玄雄の代役として患者への講話を行っていたが、それは学問的、客観的に「森田療法を解説していたに過ぎませんでした」、その頃の講話を「森田療法の知識を切り売りしていたようなものです」とも述べている。一九五七年に三聖病院長に就任した頃から、講話を工夫するため禅の勉強をしていたというが、晋一にとって決定的な転換点となったのが次のような体験であった。三省会に出席した天龍寺師家、平田晴耕老師は「安心・不安に関係なく必要な生活をする」という森田療法の趣旨は禅と同一だとしながらも「禅はそれを言葉を用いずにやる」「禅には別種の論理がある」と言い、「禅の悟りを花に例えるなら森田療法は造花である」と厳しく批判したという。このことがあってから晋一は「負けてなるものか、ということで努力しました。…論理を抜くこと、つまり理屈抜きということの徹底を期して頑張ったわけです」、それは「知ることとしての森田療法」から脱却して、「この療法は理屈抜きで、禅と同じ方法である」という玄雄の言葉に従い、それに徹底していくことを意味した。

そのような視点から神経質（神経症）はどのように理解されたのであろうか。晋一は「とらわれが成立する森田的メカニズム」を次のように言う。「森田神経質は生の欲望が強いためにヒポコンドリーになりやすく、その不安に対する拮抗作用として自分のあるべき姿を仮想し、その理想に向かって人為的に工夫し、自然の感情の事実を曲げて虚偽の病態に陥ってしまう」、ここでいう「自分のあるべき姿」とは、「これが自分だ」という意識、すなわち自己意識だが「意識内容としての自己は真の自己でありえない。つまり自分で真の自己は捉えられない」ため、自ずから事実との落差が生じる。まさに森田の言う思想の矛盾である。「自分はどうも他人と比較して不健康、不完全、不満足に思えるという自己不全意識にもとづいて、改善への努力が目の前の必要に迫られた社会生活上の向上に向かわずに、自分自身に向いて行われた時に」心的葛藤が生じるのであり、「私はこの状態を『治そうとするとらわれ』と呼んでいる」、自己不全意識それ自体は「誰しもが陥ることのありうる悩みの状態とその成り立ちにおいて変わるところがない」「神経質の葛藤に陥るかどうかは自己不全意識の埋め合わせに工夫された合理的な自己救済の対策そのものにある」「合理的な自己救済の対策」とは何か。神経質の人びとは、「心に抽象的・論理的思考を持ち込んで、葛藤を取り除こうと計らうところから、悩みが発生するばかりか増大する」「もともと知性は精神の外部機構、すなわち外界に対する仕組みであって、心の問題の解決の有力な手段ではあり得ない」、むしろ知性を持ち込むことがとらわれの源になってしまうのである。こうしたパラドクスを晋一は「私たちの悩みの全ては概念化による」という鈴木大拙の言葉に倣って「概念化の矛盾」と呼ぶ。晋一の森田療法は、この「概念化の矛盾」(思想の矛盾)を打破することに主眼が置かれたのだった。

二 「あるがまま」と「純な心」

本シリーズで論じてきたように、森田学派では高良以降、「あるがまま」が森田療法の鍵概念と位置づけられるようになり、一部ではそれが到達すべき治療目標であるかのような誤解も生じていた。鈴木知準はそのような状況を批判して「『あるがまま』は概念ではなく、心の事実である」ことを強調したが、晋一も同様の批判的観点を有していた。「言葉と論理を使う学問が『あるがまま』を論ずれば、ただちに『あるがままでないもの』という対立概念を考えてしまうため、誰しもが『あるがまま』でいられなくなるのである」「言葉、理屈、論理をとどめないものこそがあるがままであり、また真実なのである」。「『あるがまま』は思考ではなく意識状態である。しかも思考のみでなく感覚、感情的な内容によっても左右されることのない無限定の純粋な意識である」「知性が外界に向かって働き、論理の異なる精神内界は意識が暗くなるという、意識の普通のあり方からすれば、あるがままは特殊な意識として工夫する必要はなく、ただおのずからな変化にまかせておくだけでよく、心に注文をつけることはいらない」。

また晋一は「あるがまま」と森田の言う「純な心」を不可分なこととして捉えた。「『あるがまま』というものが別の表現を取ればこの『純なる心』にほかなりません」と述べて、次のように論じている。森田が揮毫した掛け軸には「過ちて皿を割り、驚きて之をつぎ合わせて見る。之れ純なる心なり」とある。この例のように「純な心にはまったく意図的作為がなく、常に偶発的であり、先行的原因とみられるものはない。…それは禅でいう初一念に相当する精神現象で、たとえどれほど達成努力が行われても、その努力目標とはなりえず、また、いかに学習的認知が行き届いても、そこから出てこない感覚的・感情的な認知の世界である。純な心は意識化しようとすれば可能であるが、通常は前意識にとどまっており、いかなる自己意識内容の変化ともまったくかかわりがなく、しかも自己意識と他者意識の区別がないので対格を有しない。…純な心は純な心の意識からのみ生じるというほかはない。『初一念そのままが悟り』と森田がいうのは、その純粋な経験を指し示すものである」そのような純な心の発動は森田療法の重要な治療的契機に他ならない。「奏功機序として意識化されない純な心の作用が前意識的行動となって、とらわれのない生活態度の実現に重要な役割を担っている」

三 「見ること」の重視

晋一が患者の指導において最も強調したことのひとつが、言葉や理屈抜きに「見ること」であった。たとえば絵画の美を論じたエッセイでは次のようにいう。「『知ること』と『感じること（見ること）』とは別なのだ…知性のはたらきよりも深く、見ることによって根源的に視覚の働き、もしくは意思が有無をいわせず美の産出に私たちを向かわせるのである。『見ること』ほど端的な『生きること』の現れはない。森田の『あるがまま』は実にこの視覚の作用を成り立たせる根源なのである」。講話においても「純な心の中でももっとも純粋なものを『見ること』の経験に見出し、極めて普遍的・具体的に日常の場で理論を媒体とせずに究極の治癒の状態が視覚的にただちに成立しないではおかない」と述べ、「見ること」の経験が「あるがまま」「純な心」に直結することを指摘した。そうであるからこそ「森田療法の第二期における動植物の詳しい観察の意義はまことに大きい」「絶対臥褥期で言葉のない精神生活に徹底してのち、第二期（軽作業期）に入り動植物の詳細な観察を行う時に、はからずも言語によらない直接の生命の事実を体験する、見れば直ちに視覚の表象性がおのずから美を産出せずにはおかないので、ここには知的な加工による意味づけも論理的な概念化もない」。

そもそも「見つめよ」とは森田が患者に対して繰り返した言葉である。前回言及したように、鈴木はこうした森田の指導を踏まえて「見ることそのものにはいりこむのは、意思の世界をはなれている。この『動き』にすっと入る柔らかな心が道である」と説いた。鈴木は「見ること」と「間髪を入れない動き」（行為）を相即的に捉えていたのである。それに比べて晋一のいう「見ること」は、より静謐な印象を与える。晋一は絵画をはじめとする東西の美術に深い造詣を有し、考古学の分野では古墳時代の文様や土器に関する専門的な業績を残している。こうした資質や感性の故であろうか。三聖病院では晋一の創案により週三回、スライドを用いて世界の美術の流れを見る夜の行事が五十年以上にわたり続けられた。晋一はいう。「これは視覚による直接の生き生きした体験を実現させるもので、疑いもなく『純な心』が体得され、知性の入り込む余地がない」。

四　不問の論理

患者の症状に関する訴えに対して不問の姿勢で臨むことは森田療法家の基本姿勢といってよい。だが第二世代の森田療法家の間でも、この症状不問をどの程度重視するかについてはかなりの隔たりがあったようである。長く高良興生院の院長を務めた阿部は、高良がまったくといっていいほど不問ということを口にしなかったという。他方、鈴木や玄雄が不問の姿勢を強調し厳格に実行してきたことはこれまで見てきた通りである。そして晋一に至って、不問は「ただ技法としてではなく、積極的に療法の中心概念にすえて、禅と共通の基盤と見る」ことになった。それを晋一は「不問の論理」と呼ぶ。森田の「精神交互作用ニ対シテ（中略）論理ヲ用イズ、主トシテ実証体得ヲ用ヒ」という記述に晋一は着目し、「森田の『論理ヲ用イズ』の語が、普通論理を離れた別種の論理に注目していることが容易に察せられる。それは不問の論理に他ならない」と言明した。そのような主張のモチーフには、平田晴耕老師の「禅には別種の論理がある」という言葉があっただろう。さらに「不問の論理」と禅の「別種の論理」を思想、体験、意識の三つの面から以下のように比較した。思想面においては、森田理論はあるものの「三聖病院では論理を『知らなさ、分からなさ、決められなさ』で示唆し、理屈抜きに必要に応じた社会的行動をするように促している」禅では講座、教えはあるものの悟りの伝達には文字を用いず。教外別伝、不立文字が厳しく示される。体験的においては、森田では実生活が日常の療法実践の舞台になるが、禅ではもっぱら修行に努め、それが禅の生活の主体をなす。そして意識面については、『森田ではただのあるがままで、不問の論理の真っ只中であるが、自己意識面と他者意識面に強いて分けていえば、前者では概念化の消失、自己像の無限定、テーマの喪失、したがって、神経症の絶対不成立などが見られ、後者では主として普通論理による社会的な行動として現れ（る）』「一方、禅では自他の区別の意識なく、あらゆる概念を離れて一挙にとらわれを解脱（する）」ことに第三の意識面において森田の不問の論理と禅の別種の論理との間には親近性があり、「もし森田がまったくの自己の概念的把握から離れ、真のあるがままの『どのようにも決められない』状態ならば、森田の不問の論理と禅の別種の論理は絶対無限定の意識において同一のものといえるのである（傍線筆者）。この瞬間的な神経症絶対不成立の場を提供するのが、入院による禅的森田療法の立場なのである」。「純な心」の発露を促すのも、この不問の論理である。「主客未分の不問の論理によって、自己の意識と他者意識の区別のない前意識的状況が現れて初めて究極の純な心の世界がおのずから開けるのである」。

五　瞬間、瞬間が「全治」

森田療法と禅は意識面において同一であり、不問の論理の徹底によって神経症の絶対不成立が実現するという観点は、以下の言説に結びつく。「森田療法の治癒状態は普通の論理からの連続的進歩の結果ではなく、まったく別種の論理の世界とみなければならない」「別種の論理」から捉え返された全治とは次のような事態である。「尽くすべきこと、今しなければならないことを、どんどん、かたっぱしからすると、その瞬間、瞬間が全治であり、まったく全治のプロセスはない。治るプロセスを問うことすら必要ない」「決してだんだん積み重ねていって全治に到達するのではありません」「禅に頓悟というのがありますが、これは自分の心に対して知的やりくりをやめた途端に全治するということです」「不安の増減や症状の消長などと神経症の治ることとは関係がない」「治るのは心理療法家のよくいう『気づき』によるものではなく、自ら事実に生きる姿においてこそ全治するのであり、わかって治るのではない」。以上を要約すれば、全治とはそのつどの瞬間に成立するもの（頓悟）であって徐々に達成されるものではない（漸悟はない）、不安や症状の程度と治癒とは無関係である。洞察や「気づき」は不要であり、心（精神内界）を問題にせず物事に骨を折っているそのこと自体が全治だというのである。

実際入院患者の日記に対する晋一のコメントは「手伝う時は全治の状態です」「掃除は全治の始まりです」「不眠の事実に従う時は全治です」というように、「全治」の言葉が頻出していた。

医学的あるいは精神療法的観点からすれば、治療に至るには時間的経過（プロセス）がある。また不安や症状が軽快することは治癒の十分条件ではないにしても必要条件である。この点、治療後の経過に関する鈴木の検討も医学的観点に基づいたものであった。だが晋一のいう「全治」はこれら医学的な治癒の概念とは別物である。当然、不安や症状を問題視する患者は、晋一による「全治」のコメントに当惑するだろう。しかし、それ以上の説明を求めても不問に付されるため、患者は疑問のまま、「分からない」ままに作業に手を出していく他、なくなる。実はそうしたジレンマこそ変化に向かう契機なのである。こうしてみると晋一のいう「全治」は「不問」と同様、普通論理を撥ねつける禅的対話であり、臨済禅の公案を彷彿とさせるものである。

六　治療の特色

晋一が自らの療法を禅的に徹底させた結果、従来の心理療法とは鋭く対立することになった。「治りにくいのは治療に臨床心理学的理論が介在するからである」。晋一はカール・ロジャースのクライアント中心療法を次のような点で批判した。①クライアント中心療法はセラピストとクライアントの主役が交代しただけで、両者の対立関係は依然として残ってしまう。②クライアントを中心にすると自己中心性を助長するばかりで、打破することができない。③傾聴の重視は、クライアント独特の思い込みを深みに誘い、一層自己暗示を強めてしまう。④共感と理解は、セラピストへの依存性を強めて、自主性を失わせてしまう。⑤非指示療法は、不安を回避しようとする行動パターンからの脱却を遅らせてしまう。

対する晋一の治療の要点はA．自己意識内に言葉を持ち込まない。B．「自分と向き合う」「自分を見つめて」などの言葉は無用である。C．外界に対して、とりあえず必要な仕事や、他人が困っていることに対する協力などを、労を惜しまずに始めること。D．ハラハラと緊張して周囲の状況に対処し、決して精神的なストレスを避けず、他人の分までストレスは引き受けていくこと。E．精神的な安定や平常心を求めず、マインドフルネスを求めないこと。F．精神作業としては学習に努め…問題解決に骨折ること。G．自己意識内容についてはどのようにも決めず、完全に「ほったらかし」にすること。H．すべて他者意識の中で精神作業をすすめること。たとえば感謝。I．絵画においてはよく見、音楽についてはよく聞くことが精神作業である。

おわりに

本稿では三聖病院において父子二代、九〇年以上にわたり森田療法を継続した宇佐玄雄、晋一の森田療法を概観した。禅僧から医師に転じたという異色の経歴を有した玄雄は、森田療法の本質を理屈抜きの体得に見出し、僧堂的な環境において不問を重視した入院療法を実践した。その一方、玄雄は神経質の理解においては森田に忠実であり、精神医学的観点を手放さず、禅と精神医学の二重性、両義性を保持していた。また玄雄の治療は「恐怖突入」（症状処方、逆説的介入）に導くことが特徴だが、それは「あるがまま」を「苦痛も煩悶も、そのあるがままになりきる」と共に、「苦痛に対して注意の眼を開き、その状況を正しく」見つめることとして理解したからに他ならなかった。

こうした父の療法を継承した晋一は、僧籍を持たないものの、玄雄以上に医学的治療論から離れて森田療法の禅的徹底を図ったといえる。晋一によれば「あるがまま」とは本来言葉のない「無限定の純粋な意識」であり、「純な心」と見なしてもよい。不問の徹底によって、患者が心、自己意識を放ったらかしにして必要な行動に邁進する時、「純な心」は前意識的な行動として現出する。その瞬間、瞬間こそが全治であり、全治には過程も段階もない。このような言明において、晋一のいう「不問の論理」は禅の「別種の論理」に限りなく接近し、「全治」も医学的治癒の概念とは別物の、禅のいう頓悟や見性に近い体験を意味することになった。まことに禅的森田療法は、晋一の治療においてその究極の形に達したというべきであろう。

（稿を終えるにあたり、ご著書をご恵送いただいた宇佐晋一先生、ならびに蔵書の貸し出しをお認め頂いたメンタルヘルス岡本記念財団に深謝申し上げます。）

文献

一、阿部　亨　高良先生の森田療法　森田正馬先生と高良武久先生　二五―四二、高良武久・森田療法関連資料保存会、東京、二〇〇五
二、森田正馬　神経質ノ療法　高良武久、中川四郎、大原健士郎編　森田正馬全集　一、一七二―一七五、一九七四
三、中村　敬、北西憲二、丸山　晋ほか　外来森田療法のガイドライン、森田療法学会雑誌。二〇（一）九一―一〇三、二〇〇九
四、中村　敬　シリーズ第二世代の森田療法家を《読む》（一）、高良武久を「読む」、森田療法学会雑誌三三（一）五―一一、二〇二二
五、中村　敬　シリーズ第二世代の森田療法家を《読む》（二）、鈴木智準を「読む」、森田療法学会雑誌三三（二）一〇三―一〇九、二〇二二
六、宇佐玄雄　説得療法、人文書院、京都、一九三六
七、宇佐玄雄　神経質・神経衰弱の自覚療法　白揚社、東京、一九五二
八、宇佐玄雄、宇佐晋一　あるがままの生活―講話集―、秀和システム、東京、二〇二〇
九、宇佐晋一、木下勇作　あるがままの世界―完全版―、秀和システム、東京、二〇二〇

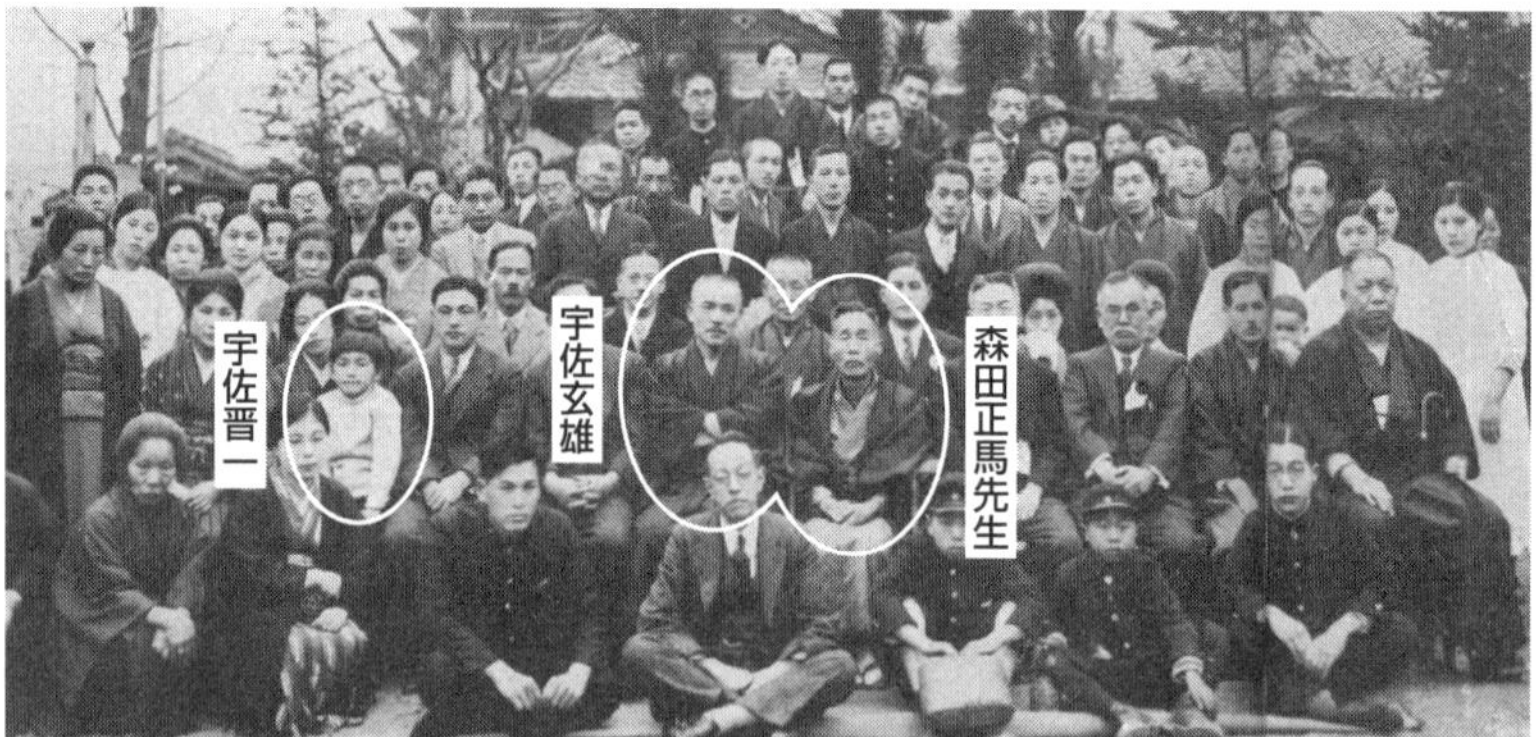

全快者が組織する三省会の集合写真

宇佐玄雄の森田療法により快癒した全快者で組織する三省会は宇佐玄雄への謝恩と全療法の普及活動に活躍する。昭和8年4月5日。

（前列2列目右から5人目に森田正馬先生）

（前列2列目中央に（腕組みの）宇佐玄雄）

（前列2列目左から4人目に幼き宇佐晋一）

第四章　高○昭○氏の入院日記

*文中ゴシック体の部分は院長の治療的助言

まえがき

ここにお目にかける日記は、一九五九年二月、約一ヶ月半ほどの入院生活中に書き綴ったものである拙い内容のもので、とても同憂の方がたのご参考になるほどのシロモノではないけれど、院長先生からの会誌「三省」への収載ご依頼を固辞するだけの理由も私にはない。あまり量が多くても困るというので多少削除はしたけれども、その他の点はほとんど無修正である。人目に掛かるならもう少し手を入れて読みやすく、明快なものにすべきだったかも知れなかったが、あえて原形のまま印刷に出すことに決めたのは、私の怠慢と同時に、この日記に対する私の特別のなつかしさからきているということを御寛恕願いたい。まことに苦しい日々の連続であった。けれども、その苦しい日々に身をもって体験し得たことだけが、現在の私にとって大きな支えであることを思えば、そこで過ごした四十数日は私の生涯にとって忘れがたい印象を残している。病院というよりは学校、学校というよりは道場、それでもまだしっくりしない。所詮レッテルなどというものを不要にする場所であった。

［緊張—不安—胸内苦悶—心悸昂進＝基本的病態］

付随症状　肩こり、頭部の痺れ（糊づけの）感、手のひらに冷や汗、イライラ感、不眠、多夢、対人葛藤が強くなる（例：ちょっとしたことに怒りっぽくなる）、心臓部の異常感、呼吸困難、嚥下不能など。

これからは原因を追求する必要がなくなります。

緊張の原因と状態

A　理髪、入浴などかつて一度でも発作的症状を起こした動作を次回に繰り返そうとした場合、時によっては条件反射的に緊張→不安→胸内苦悶の定型が身体に極度に不快感を伴って現れる。

（ここでは大丈夫だという所が逆にそうではなくなる場合もある）

B　Aのような諸原因によって日常の行動半径が極度に狭められ、日常の行動の規則的繰り返し以外に、例えば旅行（乗り物一般）、観劇、スポーツを見る、映画に行く、都心の雑踏など例外的行動の全てが緊張を生み、その緊張が定型的な発作を伴う。したがってだんだん安全圏は縮小の一途をたどる。

C　行動している場合、熱中している時でもふいに自分の心臓が気にかかるとそれが強迫観念となって、どうしようもなく悪循環する。常にさめている状態、或いは物事に極度に敏感で、それにすぐさま過剰な反応を引き起こすので取り越し苦労が多く、そのためにまた発作を繰り返すということになる。そしてまた他人の暗示にかかりやすい、顔色が悪いといわれたばかりに仕事が出来なかったこともある。

D　一番不安の底辺になっているのは最初のショックの時に受けた心臓に対する不安感とそれに直接結びついた死の恐怖。

E　以上すべての発作に仕事の問題、家庭の問題、愛情の問題等々絡まってはいるが、これは誰しもそんな問題で悩まぬものはいないという大前提で省略する。

生年月日　一九三一年（昭和六年）一月二〇日

学　　歴　昭和二八年三月　立教大学経済学部卒業

職　　歴　昭和二八年四月　N新聞社大阪本社入社（校閲部長）

臥褥日数　五日間

臥褥中の感想

発症以来三年以上にもなんなんとするこの苦しみから何とかして解放されたいという一心と、幸い仕事の方も閑散だから仕事を休んで徹底的に一度回復を図ってみてはという社の先輩同僚からのすすめで思いきって入院しました。金沢大の秋元教授、阪大の金子教授などの標準からすれば仕事しながら気ながに回復を図るという手もあったと思いますが、新聞社という職業と自分のプライドがこうしたハンディキャップを担いつつ、しかも他人にはとても分かってもらえぬ苦痛をだいて仕事を続けることの不可を悟りました。入ったその日は安心感というより今までの生活とは全然異なるであろう入院生活への懐疑と不安で寝苦しい一夜を明かしました。最もこれは眠られなかったら、眠れぬままという原則に反しますが、印象としてはそうでした。**懐疑も不安ももっていなさい。**

病院にて（友人への便り）

起きる、洗う、食べる、寝る、食べる、寝る、食べる、寝る。これだけ見ればいかにもリズミカルな日と夜が過ぎ去ったようだが、禁煙、禁酒、新聞、ラジオ、書物の一ページものぞけないといった禁欲の日課を知るなら、ここでの生活の輪郭がどんなものか少しは察しがつこうというものだ。名付けられたカルテの病名は神経症。複雑奇怪な神経の狂いには、単純原理で対抗するより手がないというのか、結果を僕は知らない。与えられたノルマを可能な限り守り抜こうとする。それだけが今の僕の精一杯の仕事だ。全くどこでどう神経のスイッチを切り損なっているのか、こんな生活の単調さの中にさえ、ぬぐいきれない暗いシミのようなかげりが僕につきまとう。例えば入浴、たとえば食事、どういうものか進行中の運動が突然パタっと停止してしまわないかという奇怪な不安がいったん脳裏にスパークすると、君も知ってる、あの限りなく悲惨だった原体験（友人の急死）の不吉な印象が鮮明に触発されてくるのだ。

「このままコロリと行くんじゃないか？」

「そんなことがあるものか」

「といっても君はコロリの現実を知ってるはずだ」

「いや彼の場合は別だ。彼は心臓弁膜症でジギタリス中毒を起こしたのだ」

「なあに別のことがあるもんか。おびえ方から苦しみ方まで、それその顔つきまでまるきりいっしょじゃないか」

「いや、違う。断じてそうじゃない！」

「違うものか、無常迅速、人間の生死がおまえに分かるか」

「バカなこと、オレは神経だといっても分からないのか」

「それもよかろう。だが神経、神経と言っているうちにコロリ一発肝心のヤツがやられてたということもあるんじゃないの。あとであの男のは全く神経症のようだったなどといわれればオワリじゃないか」

「そんな無責任な！」

「医者の誤診なんてザラだよ君」

頭がクラクラし、今にも息が止まりそうになり、腹の底からドス黒い不安と恐怖がわきだし、あらゆる意欲的なものがガックリ敗退するのはそんな時だ。深夜自分の心臓の鼓動に留どめもなく不安になる時だって瞬時にしてそんな問答が飛び交うのだ。そんな悪魔的な言い草をトコトン相手にしないですむだけの自信と方法はどこに見つかるのだろう。ぜひとも見つけなければならないのだが。

昔山で見たオリオンがあまで深くオレたちを感動させたのに今病室の窓に光るオリオンは心なしかふるえるように光っている。絶望とは死に至る病か。もうよそう！

わが心ふるえオリオン寒天に　　六冬

［起床第一日］　二月八日

午前中起きてみないかといわれ正直なところ困ってしまう。第一今の僕に起きて何かがやれるほどの自信は全くないからだ。　**自信はまったくいりません。**　しかし話を伺ってみると症状とは別とのこと、それではと第二期の療法に入ることにする。と言っても、寝ているのが起きているというだけで身の置き所に苦しむ。池（ケセラ池というそうである）の金魚を眺めても一〇ばかり並んだ石仏らしきものをみてもなんら感興がわいてこない。つまらない風景の中で立ちつくしてしまう。爪切りを借りて爪を切る。返す。隣の男は小声で歌を歌っている。と後ろの方で女性の声で二、三人「夜霧のかなたへ」という例のロシア民謡を歌っている。残念ながら調子外れ、それはこうですよといってあげたかったが、待て待て元気で自分が歌えもしないくせに他人に教えようなんて、というようなわけでそんなちっぽけなおせっかいは止めにした。暖かいとはいえまだ二月、外にいては寒いので作業室に入る。何のことはない作業療法といっても袋張りやらアンプルカットを包装する仕事。見ているのも退屈とばかり二人がかりでやったら見てる間に片付いた。　**よろしい。**　おかしなことになったものである。誰かがいった。ここの規則全部守ろうなんて大変ですよと。　**毎日大変、一生大変。**

僕もタバコを吸う。いくら吸いたいと思って我慢していても煙を見てはどうもいけない。確かに禁煙というのはむずかしい、それに夕食、皆んなと一緒の食事は初めて。ところがイケマセン。不安になってきたのだ。例の、ここで倒れたらというヤツ。何だか空気がしこたま胸中に溜まったようになり、どうやら食べたけれど少し残ったお汁がどうしても口に入らない。やむを得ない。残して捨ててしまう。あれ位のものを捨てるなんてと悔やんでも遅い。実に毎度のことながら奇怪というほかない。周囲を気にしすぎているのか、それにしても周りに気が散って食事ができないなんて馬鹿げた話の最たるものだ。

ここまで書いて作業室へ。江○さんの退院祝いとかでお菓子が出ている。僕たち起床者の紹介も兼ねているらしい。ところがやはりよくない。ハラの方からズンズン妙に緊張し出してきて、菓子をつまむどころではない。皆んなは見かけはとても元気そうに、お菓子をバリバリお茶をがぶがぶだから僕の方はたまったものでない。呼吸が妙に気になりだし、つまんだお菓子が飲み込めない。いちいちゴクンゴクンと意識して飲み込まなければならない。何でもないことが出来なくなるということは実に怖い。天井の蛍光灯までがチカチカしてクラクラする。前の人に気分が悪かったら帰っていいですかと聞いたら、なるべく仕事をする方がいいけれど時と場合によるねとのこと。そうなら仕方がないとばかりハート型のヤツをセロファンに包む作業を始めた。単調な仕事である。なるだけ仕事に熱中しようと試みる。記録は一時間に一五〇個のこと。そこまでいかなくてもとやり始め、後で数えてみたら一二〇個あった。**なかなかたいしたもの。**　一〇〇個で二円五〇銭という手間賃なのだが、今さらに下請けの単純労働の安さを思い知らされた。といっても、手段と目的を混同したわけではない、現にこの作業を続けている間は何とか時間が過ぎたのだから、いつもそうだが何か始める前というのがどうもいけない。すんでみれば調子があれだけ悪くてもこれくらいなら出来るということになる。しかしいつも思うけれど、どうしてそれがほんの少しでもの自信とはならないかが不思議でたまらない。不安と恐怖はいつも新鮮なのに、経験によるちょっぴりの自信がすぐに色あせてしまうのだ。常時器質的疾患を想像するのは決して偶然ではない。**経験にものをいわせようとするのがクセモノ。これからは四方八方に気を配り、よく注意して仕事をみつけ、ぼつぼつやりなさい。**　九時三〇分就床。

［**起床第二日**］　**二月九日**

依然として熟睡できなかった。一時半ごろと五時ごろ、なんということなしに浅い眠りからパッと目を覚ます。昨晩の様にゾクッとする寒さを感じなかったせいか大した不安な発作もなくて、七時過ぎに起床。どこかで音吐朗々たる朗読が聞こえてくる。どういうものかこの頃はお天気が気になるが今日は曇り空、しかも薄すら寒い。今までの習慣からいってこんな時刻に起き出すというのはひどくおっくうだったが、要するにいつもこんな怠惰に足を引っ張られているからいけないんだと、服に着替え、部屋の掃除、廊下ふき、洗顔という動作を初めて行った。**おおいによろし。**もっともこの間、胃の下部あたりから何か緊張感のシコリみたいなものが貼りついたようで決して爽やかとは言い難い。**そのままでよろし。**朝食後一時間ほど外に出ていたが、天気も悪いと作業室に入って、セロファン包み。別に新記録更新をねらったわけではないけれど時間を計ってやりだし、後で計算してみたら、一三五個できた。別にいばるほどのことでは毛頭ないけれど、僕に一五〇と教えた男は自分でそんな記録を作ったことがないのだろうと思う。一五〇というのはプロ級だ。**向上を目指すにこしたことなし。**作業室にいると、どういうものか僕のような元来話好きなおとこはすぐ巻き込まれる。別に症状を紛らわそうと意識的にするわけではないが、結果としては同様であろう。タバコにしても同じことだ。気を紛らわす点も確かにあるが、要するにタバコと煙を見ると習慣的にちょっと手が出てしまうのだ。ここにこういうことを書くのは実に残念だけど、僕の禁煙記録は一〇〇時間内外を突破できなかったことを書き記しておこう。意志の弱さもむろんある。**一〇〇時間になんなんとした記録はかなり値打ちものです。**吸ってからタバコがそこにあったから、煙が見えたからというのでは、実に何の言い訳にもならないことが僕自身よくわかる。タバコにこだわりすぎた上に、また入浴にこだわってしまっておかしな話だが、今日は入浴と聞いて先日と同様嫌な感じがした。さてどうぞと言われ風呂場に入ったら、全く何を血迷っているのか心臓あたりからぴくぴくしている。よほどよそうかと思ったけれど、えいままよとばかり入った。**よろし。ままよ、ままよで、そのまま治ります。**静かに湯にひたっているると特に気分は悪くはないが、ゆっくり腰を落ち着けて頭や手足を洗うだけのゆとりがない。危ない、急げ、それ急げ。そんな命令みたいなヤツがどこからふってわくのか分からないけれど僕を責め立てる。あがるにしかず、さっと飛び出す。**風呂を炊いてくれた人のことも感謝しなさい。**自室へ帰ってホッとすると何かスッキリしたようで気分がいい。実にバカげた話である。

以後は夕食まで作業。今日の夕食ははじめのうちはとても美味しく食べた。ところが終わりに近くになっていけなかった。のどから通すもの一歩も入れぬという様な感じがつきあげてきた。飲み込んだものをもどしそうにさえなる。頭がカーッとなる。**カーッとしたままでよろし。**　冷静に冷静にとばかりしばらく息を整え、少ないご飯にお茶を掛け一気に飲み込む。そして食事がすむとケロリとした状態になる。何とも不思議である。いつぞやこんなことから食道ガンじゃあるまいかとばかり心配したものだ。まさかと思う。半信半疑な気持ちがそれでいて結構強いのが僕の症状の一つの特徴でもあるようだ。**半信半疑のままやりなさい。**　今日も作業場で誰かが話していた。「いったいこんな眠れない毎日毎日が続いたら体がいてまう！」。その男は僕の目からすれば栄養も十分で頑健そうな身体つきだったから、ちょっとおかしかったが、僕はこの男を本当は何一つ笑う資格がないのだ。僕自身入浴や食事の時の状態を他人に話して健康人の正当な判断をどうして求めることが出来よう。ありのまま当たってくだけろというけれど、自分にとってそれがどれほど生命のリスクをかけているものか分かってもらえぬだろう。夜の作業から帰って赤インクの個所を食いつくように読む。僕は一日も早く治そう治そうの一心からあせりすぎているもかもしれない。ともかくささいなことに目を向けすぎる。そのために起きると思われる苦痛を、なお一層よく目を配り、よく注意せよと言われるのは一体どういうことか。

そうではありません。周囲のものごとに十分気を配りなさいといったのです。心のほう

はそのまま放置しなさい。　たかが冷暖房というような条件の差にさえ敏感に反応する機構に対して、より一層敏感であれというのはどういうことか。剣道の極意でも聞いているようで納得が供養で行かない。何かぼんやりとわかるような気もするけれど胸がスイとする分かりかたではない。**極意、極意、隠すところなし。**

今日はこんなことも考えた。なるほど一期にしろ二期にしろ簡単といえばこれほど簡単な規則はない。これを確実に守れば確実に早く治るかもしれない。だがこの簡単な規則、簡単であるだけに守りがたいことをつくづく思い知らされる。入院患者のすべてがこの規則通りであるなら、規則は一番守りやすいだろう。しかし、そうではない。あらゆる誘惑は作業室に転がっている。タバコがあることはすでに書いた。その他新聞があり、週刊誌があり、社交的と言えないまでも談話を含む無聊を紛らわすに足りるだけのものがいっぱいある。僕自身それほどストイックでもないのに、こんなことを書いてもそれこそヤブへビだと思う。誰だって一刻一秒も早くこのようなデッドロックから自分を救い出したいと念じないものはいないだろう。たしかに経験にものをいわせようとするのはクセモノかも知れないが人間というやつは自己の経験からのみ現実に正確な判断を下せるのではないか。

心に向かっての判断が、神経症のもと。　それが言い過ぎなら少なくとも自己の現状は経験による試行錯誤の網の目から到底逃れることはできないと言い得るのではあるまいか。**環境に対してはやむをえずこれで行きなさい。心に対しては、すべての試行は錯誤です。**

四方八方に目をくばる。よく注意する。このことはよく分かる。しかしそのことが同時に自分の苦痛の拡大に役立っているのではないか。つまり、とりたて注意するほどのことでもないのにアブハチ取らずなのだけど、こうした情況でいかにすべきか。僕自身の答えはとっくに出ている。いろんな誘惑に身をさらしつつ、なおかつ規則を守るべきであると。しかしこういっても何か優等生の答案みたいで気持ちにぴったりこない。持って回った言い方だけど、簡単な規則ほど守りにくいということ、とにもかくにも規則を守るべく全力をあげること、病状のいかんを問わず、いったん治療を医師に任せた以上、自分の気ままこそがそれこそ獅子身中の虫ともいえるのだろう。**虫の収まらぬまま、仕事の工夫をしなさい。**　それにしても今の僕には入浴と食事と睡眠についてこれ以後何度同じ訴えをしなければならないかと思うといささかユーウツにならざるを得ない。**訴えはしないのがよろし、治る早道です。**

全快の夢でもみたき寒夜かな

心いまふるえオリオン寒天に　醒めたるものはなれとわれのみ

九時三〇分就床。　**日記は一ページにしてください。**

〔起床第三日〕　二月一〇日

今日は有益な一日であった。風邪気味のせいか頭痛がして頭が重いのでどうやら先生のお指図に従って短くまとめておこう。　**よろし。**

起床七時半、午前午後とも作業に出た。今日は僕には初めての診療講話というものがあった。小林淳鏡先生の講話は、人から聞いたほど退屈なものではなかったけれど疑問の点もあった。これをいちいち詳しく書くと長くなりそうだから、気のついた点だけ二、三抜き書きしておこう。

一　現実から逃避するな。隠居するからボケるというのはもっともと思う。年と共に人格円満などというのは俗説で、年齢と人格発展とを同列に論ずることができないということは賛成である。

二　スイスの精神科医ブロイラーの話には感銘した。スイスの七七歳定年というのも羨ましいが、定年に当たって「国家は私に全世界に及ぶ自宅開業をさせる気か」と語った心意気、また自己の死すら超然と科学者の目で実験的に眺め続けた研究心の旺盛さにただ脱帽するばかりである。

三　ガン患者の心理の二態と母親の心理、絶対に絶望的な情況における人間の強さと弱さ、いかなる場合でも自己の最善を尽くし、義務を果たし、課題のない生活には耐えられないと言い切れるかどうか…聴力を失ったベートーベン、両手のない外科医を思え。しかしナチのコンツェントラーゲルの場合はどうか、大量の人格喪失だ。もっともフランクルあり。強制収容所に入れられた体験を綿密にとらえ抜いた学者もいる。

四　日本の場合として述べられた話は奇しくも入院前読み続けていた正法眼蔵随聞記から何節かが注釈された。この場合僕が読んでいるだけに種々疑問があった。しかしこれは今日は省略。ともかく病気克服イコール自己克服という点では共鳴した。

次いで院長先生の話。冒頭この日記を読まれたのには慌てたが、何かわかりかけてくるものがある、しばらく考えてみた方が良さそうだ。要するに一〇〇の内の一つ、それもあるかなきか分からぬ体の幽霊を恐れて九九の枯尾花という認識がフイになる。本当は一〇とも枯尾花なのだ！　一がよく分かれば九九の問題はないに等しい。焦点はそこにある。気分でない事実を踏まえるべし。**もとより事実のみ、かくあるべしというのは事実からはなれます。**　体験即自覚、これは体験を信頼しすぎることではない。何といってよいか体験すら超越した自覚、心に対する試行は錯誤であるという指摘がぼんやり分かりかけてきたみたいだ。

生活に骨折るとおのずからわかります。

九時就寝。

[起床第五日] 二月一二日

入院前と入院後では般若心経の与える厳しさが格段と異なったのに気づく。一〇年も前に知人から貰い、そのまま本棚の下積みになっていたこの書物が僕に呼び覚ましたものをここに詳しく述べることはおそらく不適当だし、どこまで正確に読みこなしているか疑問だけど、機縁の不可思議さだけは記しておきたい。百尺の竿頭一歩を進めることがどんなに難事であるか、現に自分の病気についてだけ考えても明白だが、分析や理論が先行しないで、只管打坐としったたする道元の声はきびしいというよりこわいくらいである。そしてまたこの病院の方法とどこかで密着していることは明らかのように思われる。つい意味を探ってしまったが、声を出してそのまま意味を問わずに音読することを精神作業とされたのは、森田先生の創案と聞いて感服した。自己の病苦をどこまでも合理的に追求して三年間、疲れ果てた僕に、入院は全く新鮮な物の見方を開示したといってもいい。東洋的な仏教的な一つの思想が古典の中だけでなく、現実に生きているということの新鮮さ。**これが見ぬけたら結構。**　どうも今日は抽象的になりすぎるようだけど仕方がない。へ理屈では断じてない何者かが僕を深く考え込ませる。入院とか患者とかいうことではない何か大きなものにぶち当たった感じである。といって今日とていろんな病的自覚が決してなくなったわけではない。しかしこんなに早く結論していいかどうかは別として、僕がここを退院する時あるいは比較的病状が軽くなって仕事を続けられそうになった時、とにかく或る程度の鍛錬と体験を重ねた後でもいやな感じや不安感、一番最初に書いた症状の幾つかがきれいさっぱりと自覚されなくなったというような形で回復ということにはなるまいと思われる。これまたお先走りの自分勝手な理屈かもしれないが少なくとも取り越し苦労というようなものではないとだけはいえそうだ。**ありうることはみんな考えておくとよろしい。起こりうることを予測しているのは立派な覚悟です。**

とにかく今日は本も読んだし仕事もした。今日で身辺のものの洗濯、枕カバーの取り替えなど一段落した。今まで他人任せでやってもらっていたことを時間もあるにはあるけれど、ともかくやる気でやり得たということはなんとなく愉快である。**今度はやる気がないままやることができるようになります。**　シャツの綻びまで繕ったのだから、友人が聞けばおどろくだろう。今日の終わりの反省は気分に重きを置かないと同時にお調子に乗らないこと。晴れたりくもったりということを忘れまいと思う。生来怠惰な上に仕事との関係からいってもどうしても不規則になりやすい僕にとっては、病状に対しては人並み以上に精進が必要だろう。　**病状に対してはなにもしないのがよろし。**

［起床第八日］　二月一五日

起床七時三〇分。午前中洗濯、オーバーの縫い。今日は苦痛でもあったが、実に愉快な一日であった。書くべきことがいっぱいありすぎてとても一頁に収まりそうにもない。**急いだ時は走り書き。夜中の地震は裸足で飛び出す。**　今日の午後に二つの行事があった。一つは前院長の三回忌の法要。一つは東福寺の塔頭霊源院の法事に初めて列したことである。いずれも僕に定型的な発作を惹起させ、かつまた平静をもたらした。　**いずれも珍重するに足る体験。**　霊源院ではほとんど座するにしのびがたきにまで達し、工夫の効験なきをしみじみと悟らされた。多忙の一日、順を追って記せば午後零時半から竹〇君の依頼で恵日幼稚園へ手伝いに行った。　**ありがとうございました。**　簡単な受付の仕事なのだが寒くなるにつれ段々変調となり、室内に入って読経を聞いている間、手のひらは冷や汗でびっしょり。我慢のみ。焼香の済む頃はどうにか平静に返っていた。

帰院すれば直ちに三省会が開かれ、先輩方がたから体験談。これがまた有益だった。話の内容もむろんだが、その人達が三〇年前の感謝の気持ちを今に持っていられることに僕はひどく感動した。悲観のどん底から社会の第一線へ。僕には未だその人達との間に相当のへだたりを感ぜずにはいられないが、本当にうれしい心ばえである。実業家、公務員、医師、株屋さん、大学教授、職は異なれど苦しみを自覚した方がたであった。僕のつたない発言に寄せられたご好意は忘れ難い。忠告の一つ、やはり僕は不規則な世界でがんばり通すよりない。その二、僕は完璧を求めすぎる。講話にもいわれたごとく過去に感謝し、現在を謳歌し、将来に豊な希望を抱くというまでに到り得なかった。その三、神経症というのは、まさしく使い方を知らない包丁のようなものだということ、その他心に染みるいろいろの発言がなされた。

［起床第一一日］　二月一八日　曇り

六時五〇分起床。午前中洗濯。ボタンのつけかえ。一一時ごろ兄来院。約一時間話をする。ことごとくが憂鬱な話題ばかり。入院しなければならぬのはオレの方だと兄は言うが、この四、五年の悪戦苦闘で精神的に相当参っているようだ。生まれたときは裸じゃないかとはいってみたものの僕自身その衝に当たってそう割り切れるかは問題だ。午後田中先生の診察と血沈、胸部レントゲン撮影、いずれも異常なしのこと。しかし兄の来院と診察時の神経性不整脈、おまけに血液をとられたといったような事情が重なったせいかどうも重苦しくて気分がよくない。しばらく休んでいたが用事を思い出し看護婦さんにいって東福寺境内にある寮まで勇をこして行ってくる。歩きなれた道なのに何かせきたてられるようで苦しい。なまじ勇気を出してと力んだのが心に引っかかったのかもしれないが。**そのまま、そのまま歩くこと。** 夕食に間に合おうと急いで帰って作業室に行ったが、どうも胸がつかえてご飯が食べられない。食欲がないのでは決してないが、強いて食べようとするとなおのことよくない。何くそと無理を通そうとしたが三分の一ほど、どうにもならない。**食欲に応じて食べればよろし。** やむなく部屋に帰り、しばらく間を置いて全部平らげる。あくまで作業室で辛抱すればよかったと思ったが詮無いことであった。

質問。脈がすぐ速くなったり遅くなったりということはこの自覚療法ではそのまま耐えるということで立ち往生してしまえばいいのでしょうが、こういう状態の連続が器質的な疾患へ転化するのではないかという不安がすぐ出てきます。あれもこれも皆同じだと考えて立ち往生してしまえるといいのですが、現代医学の生半可な知識をなまじ教えられただけに困ってしまいます。ありのまま耐えてなおかつそのような考えが出てくることについて、それは似て非なる合理主義と観念すべきでしょうか。**答えません。和而不同。**　就床一〇時。

［起床第十三日］　二月二〇日　曇り

起床七時四〇分。今日はよく働いた。朝食後、昨日の続きで「日本の仏教Ⅱ」を読み上げ寮へ仕事を取りに帰る。帰院後作業室にあった竹ひごで毛糸編みの棒を作る。セーターの繕いを中○さんに習ってやろうというわけ。**この意気込みは上等です。**　だが結局僕にはとても真似できず、夜の作業の時につくろっていただいた。こんなことを同病の人に頼んで悪いとは思ったが快くしてくださった。とても有難い。パジャマの襟のつけかえ、洗濯物のプレス。いささか仕事を欲張りすぎてしんどかったが夕食までぶっ通して仕上げてしまう。ところが意外、夕食はまずかった。**食欲は予想外の変化をします。**　仕事をやった割には食欲がないのである。午後一度下痢したからかなと思ったが症状はいつものヤツである。しかし今日は先日のように自室へ持って帰るというようなことはせずに済ませた。食後作業、といっても今日はいつもの作業の代わりにぞうきんを一つ作った。なんと小さな布きれ一枚刺すのに二時間近かくもかかったのに驚いた。見た目は簡単でも予想外に手間ひまがかかる。実際やってみないと分からないものである。作業が終わってから駅の近所までボタンを買いに出る。帰ってボタンをつけ、日記をいただくのが遅かったので大あわて。**すみませんでした。** 明日は炊事当番というのにすぐ寝なくては。今日の赤線の箇所について考えたのだけれど明朝のことにしょう。唯思想的に受け取るなということは体験的に受けとるということではないか。　**受け取るものがある間は真に体験的なものではありません。**

今日はこれまで。就寝一〇時四〇分。

［起床第一六日］　二月二三日

起床七時半。朝食後、苦いゲップがこみあげて胃の調子が悪い。洗濯物のアイロンかけをすませて一〇時まで昨日の日記を書きつぎ、上司の部長へのハガキ投函。昼食をはさんで約二時間余、院長依頼の件仕上げる。　**ありとうございました。** 若干の付加と省略を加えたが、まだまだ上すべりなものでしかない。何かお役に立てば有難いと思う。

夕食後、高○氏と談話。他力と自力の問題で悩まされる。**他力も自力も用事なし。**

宗教的体験そしてまた森田療法がいかなるコミュニケーションであるかという難題にもつながっているのだが、どうも適切に説明しがたい。覚悟という宗教的体験はコミュニケーションとして受け手は万人だが、伝え手と手段とは千変万化、つづめていえば受け手だけの問題なのである。しかも伝えられる内容自身が受け手にとってこれまた千変万化、とらえどころがないというべきであろう。**メディアのないコミュニケーションを考えなければ説明できません。**

ここで考える唯一の一般的メディアは日記と作業であろうが、コミュニケーションのメディアが日記であり、作業であるとはいえ、普通の双方向のメディアとは考えにくい。日記はしたこと、見たこと以外、考えたこと、思ったことなど本来無用のことであろうが。**その通り。**

なかなかそうは行かないのが実状だ。逃げ口上ではないが、うまい言葉がある。それはゲーテの、よくいわれる「宗教は公開せる秘密だ」という言葉である。秘密は他人を必要としない自分一人のものであるからこそ秘密なのである。森田療法もその原理は簡単であり、フロイトのような、まともな頭でもこんがらがりそうな複雑な分析は一つもない。**明々白々。**

しかし、森田療法が非合理的だと断するわけには行かない、広く開かれた世界であり、きびしく閉ざされた世界でもある。仏教の世界でコミュニケーションは知識としての哲学だけなら、いかなるメディアも受容し、また拒否するとしか考えられない。どうも難しい問題である。

［起床第一七日］　二月二四日　曇り

今日は飛びきり忙しい一日であった。起床七時半。朝食後すぐ洗濯。不思議なもので洗濯がおっくうがらずにやれるようになると、今度は洗濯のコツというものがのみこめてきて労力、時間共に節約できることだ。冬の厚い下着上下二枚ずつ他に小物が二、三。それだけなら三〇分もあればいい。洗濯後ぞうきん一つと洗濯物入れの袋を一つ作る。どうもこの頃やっていることがいかにも家庭の主婦的であることに苦笑を禁じ得ない。昼食後田中先生に診察を受ける。午後アンプルカット、昨日より色が変わって赤より青、途中中学時代からの友人〇君と兄、同時に来院。〇君は三共のセールスマン。ここの病院には驚いていた。中学時代はやせた男だったが、今は七〇キロを超えたといい。この四月に人の親になる。この気持ちはわかるまいといばっていた。歳歳年年、人不同の感が深い。**変わってやまぬ事実さえみぬけばたいしたもの。**

今日の診療講話遅刻、森田先生が不潔恐怖の患者に業をにやし、万策尽きて、殴られた患者も、もうこれまでと自殺を思い立ったその時に恐怖がとれたという話のみ聞く。院長用事のためその後、前院長のテープを聞く。夕食後にも聞いたが、こんな簡単なことが何故わからぬかという烈々たる気迫が感じられる。理屈を捨ててしまえ、大学出だろうが、小学校だけだろうが、そんなことは問題にならぬ。人間として誰でもわかる修養療法だと話されていた。まことにその通りである、僕には全く未知の人であるが、死せる孔明、生ける仲達を走らすの観がある。信仰と救済、あえて水と原生林のはざまだけにあらず、またその逆も真である。院長講話。親子二代にわたる精進を二つながら聞くという、珍しさ。テープは思いがけないことを実現させる。テープのあとを引き取って「至道無難、唯嫌揀択（ユイケンケンジャク）」**三祖鑑智僧璨（ソウサン）＝信心銘。**を説かれる。心経から不生不滅を例にとられる。即ち意を決して…をした（というのは言葉の不思議で）本当は何々をした、その瞬間において意を決する即覚悟の状態であるということ。一つの主観がかくも多くの変奏によって追求されるというのはここならではの特色であろう。心の内面にのみ執着した注意を心の外へ切り替える操作、**この操作は他から加えられず、自ら外のものに注意を向けることです。**そのことが四方八方へ気を配って仕事ということの最大眼目にほかならないのであろう。前院長先生の「人間の声にだって抑揚がある。気分が千変万化しないことこそおかしい」と噛んで含めるかのごとき口調、実際人間の執着の深さを思い知らされるようである。

夕食後自治会改選、幸か不幸か最高点で当選。いよいよここでの総仕上げの感がある。**執着［重荷］があるからこそ悟りもあるということ。これから当分お世話様です。**　一日一日を精いっぱいやるほかない。高○、鍵○、白○、長谷○の諸氏とのチーム。首尾よくまっとうできれば幸いだ。一応従来の班長はやめて座長に、役員は久しぶりに委員とでもした方が良くはないかと提案だけはしておく。**早速どうぞ。**　いずれ明日以後決定されるはず。自治会の仕事をやればまず退院というようなジンクスでも作りたいくらいだが、標語倒れ同様、計画倒れは嫌である。黙るにしかず。夜テープで偶然第九がほんのちょっぴり聴けた。すばらしい。もう少し一楽章だけでも聞きたかった。Durch Leiden Freude！　就床一〇時。

［起床第二二日］　二月二十八日　快晴

七時一〇分起床。朝食前にパンツと靴下洗濯。**いろんなことがあさめしまえ。**　食後安○さんと事務の人と外回りの仕事の相談。吉○氏にもできるだけ独断専行を排するように依頼。郵便出す。のち寮まで外出。朝の東福寺境内はいかにも春近しの感がある。京都支局も今はネタがなくて大変の由、○君に要件託す。僕に代わって兄が寝泊まりしているが用事がないなら障子の張り替えをしてほしいと頼む。しばらく兄の滞在をなんとか、まかなわなくてはと思う。丁度寮にコロンビアのレコード愛好会から寄贈のレコードが到着していたから誘惑いかんともし難く針を落とす。チャイコフスキーのヴァイオリンコンチェルト、ソロは先日来日のコーガン、棒はヴァンデルノートでオケはパリ音楽院。全く久しぶりの音楽、彼特有のスラブの抒情が沸き立っているようだ、兄の洗濯物を受けとって帰院。昼食後早速洗濯完了。靴磨き、室内作業といささかくたびれたので自室へ戻りシュバイツェルを読んでいたら、永平寺の知客湖峰さんからお便り。一緒に永平寺という解説パンフレットと道元禅師御伝記が届けられる。院長にもお願いしてあったが、**遅くなってすみませんでした。**　天の慈雨のごとき感が深い。早速礼状したためる。

三時半から定例の診療講話。要約は長谷○さんに依頼、まとまり次第、委員でもう一度目を通すことにする。小林先生講話の内容は神経症の一般論。要するに神経症は病気でないということ、またこの療法は宗教とは関係のない、きわめて経験科学的な原則に立つということ。終わりに良寛の詩について語られた。寒山詩の骨法にならったものといわれ、和歌より面白いとのことだが、肝心の詩を説明されなかったからいささか不得要領であった。院長の講話はまず作業室の「謹於言而慎於行」から始められる。院長の指摘で気がついたが何気なく見過ごしていた森田先生の「努力即幸福」、なるほど「即」に味わいがあると思った。往生ということについても触れられる。元来此岸から彼岸へ至るという意味からあきらめるへ転化。しかしこのあきらめが実際は明らかに見るで無気力なそれではない。

その通り。　食欲論ももっともである。今日は珍しく大脳生理学的のイロハを話された。結局大脳から間脳抜きに自律神経に働きかけようとしてもどうにもならない。大脳の機能が外に向けられる時、自律神経系はバランスを回復する。この療法の生理学的裏付けというべきか。何もしないで時を費やすことが一番よくない。「無意味な散歩の禁止」という箇条が初めてハッキリしたように思う。ストレスを取り去ることはできぬ。自律神経のアンバランスなどといわれると誰でもひっかかる。説明を聞いただけで治るわけではない。まことにごもっとも。決断そのものなのである。極論するとウソでもいいから気分がいいと日記に書き、人にも語ることだということになりそうである　**これは大智でもあり同時に大悲でもあります。**

沢庵和尚と柳生但馬守宗矩とのエピソードも面白い。心をどこにもおかないということが実は心をどこにでもおけるという逆説的真理である。要するに本物というのはなんらかの形で表現ということになると意味をなさなくなる性質のもので、人は唯行動の軌跡から自得するにすぎないというのは確かと思われる。

夜お願いした木版に「不識」（この場合当たり前のようですが左書きでいいのですか？）と「無功徳」とあった。不識という言葉は梁の武帝とダルマとの対話であろう。「真理とはなんぞや？」「不識」のそれである。無功徳というのは心経にある無所得と同じ意味ではなかろうかと思うが判然とはしない。しかし思うに言葉も仏陀の悟り、往生の生活を語るものではなかろうか。不生不滅、不増不減に連なるように思う。明確ではないが一種の東洋的な「無」というものがおぼろげながら脳裏をかすめる。**私もなかなかわかりませんでした。**　夕食後、八時まで休みなく作業。出席率がとても良くなってきた。工夫が工夫を生んでいくのであろう。大○さんに夜の郵便依頼。山○さん起床、高○さんひっそり退院（ハンカチ渡せず）。　**一〇日のちまた来院されます。**　今日院長宅に起きて間もない野○君に行ってもらったが、後で聞けばしんどくなかった由。夜日記を書く前に少し彫る。

［**起床第二二日**］　**三月一日　雨**

起床八時。不覚にも高○氏に起こされた。昨夜二、三時間から覚めて、起きていたのがたたって、つい朝方ぐっすり眠っていたものらしい。朝食後木版彫り。左右と下を少し削り落として彫る。木は一段と堅かったが、要領が良くなったせいか午後には大方完成した。他に二人ほど雁行して木彫を作業室で始めている。昼〇君来院。給料届けてくれる。ありがたうがあけてびっくり。ウィーンオペラ、フィガロ、とドン・ジョバンニで三〇〇〇円抜かれたのには参った。しかしそれでも入手がやっとであったのこと。驚くばかりの御時世である。本場のモーツァルトのオペラとあっては目をつむるほかない。　**こうして清水の舞台から飛び降りることもできます。行動が必要にもとづいて行われるようになったのがよろし。**　昼、三〇君、夕方金〇君と退院が続く。入ってくるばかりでは大変。うれしいことでる。ともども自治会からハンカチを贈呈する。これはもっと気の利いたものがいいとは思うが、ストックがあるからやむをえない。午後洗濯物のアイロン掛け。ワイシャツのプレス方法を中〇さんに教えてもらう。二人がかりでやってもらって恐縮した。のりさえついていれば洗濯屋はだしの出来である。のちに三省投稿の雑文と日記断片の校閲と補足。補足の乱文を中〇さんに清書してもらったのだから今日はどうやら世話のかけづめ。最も萩〇氏に彫り方をちょっと伝授した。ただし、これはほんのちょっとである。夕食どういうものか予期不安があり、苦しかったがそのまま乗り切る。理屈でわかったと思っていても体得というものはなかなかにむずかしいものであるとしみじみ思う。**全然別のものだと思っておけばよろし。**　とにもかくにも体験を積み重ねること、これよりない。○君より鈴木大拙選集追巻の三受け取る。日記に院長より見本添付の説明。有難うございました。今日の夜は作業とテープ半々。前院長はなかなかユーモアのきいた方である。聞いている人が笑うところが同じであることもおもしろい。身につまされるのである。**自覚の前の苦悩も、一旦自覚の眼で見ればユーモアです。**　九時ごろ自室に戻る。たとえ苦痛はあっても一日の中身がそう空っぽでなかったことはうれしい。これから就寝まで笛岡自照氏の道元禅師御伝記の続きを読む。

［起床第二三日］　曇りのち晴

七時一〇分起床。風邪などで事故者続出のため当番（片○君、中○さん）三人とも前日に総代わり、しかし順調にはかどった。為○君はなかなか面白い少年である。新聞のとじ込みを毎日やってもらっているが、今日で三日忘れていた。今度から口で言わないからゲンコツだと言っておいた。明日が楽しみである。院長がグッドモーニングを着ていたとか、ストッキング（クッキングのこと）スクールへ行くとか話題はつきない。炊事をしながら将来画家になろうか、なんていっているから、一筆書いては手を洗いなんてことをしていたらいつまでたっても絵が描けないじゃないかというと、彼は現に今でもそうやって絵を描いていたとのことである。陽気なようでまだ中学生、寂しそうにしていることもある。なんとかこれからも彼の洗顔、洗手を見つけ次第、意地悪をしてやろうと思う。**親切。**

今日は炊事と入浴。木彫り（第三作に着手）。面会。○君から定期を返してもらう。兄、今日帰省とのこと。カメラで五、六枚スナップを撮る。腰を落ち着けて一時間と座ったのは彼の袋貼りだけ。作業後菅○さんと少し話す。こういう療法は単に経験的な智恵ばかりでなく、生理学的にもっとも精密な理論的基礎と機構が明らかにされるのではないかというようなことについてである。菅○さんの条件反射を利用した犬のノイローゼの話もなかなか興味深い。**ますます研究してください。自分を「こうだ」と決めてしまわないところからいつも出発。**

今日五時過ぎ井○さん退院。二度と戻ってこられることがないことを祈る。井○さんの挨拶に自信がつきましたとあったが、これにはちょっと引っ掛かる。自信があるようでないようでどっちともいえないが、とにかく退院したうえはなんとかやってみます。僕ならさしずめそんなふうにしかいえまい。自信にひっかかるとこれは何度だってくずれ去るような気がする。**その通り。** 袋合計一万二千枚納入。五千枚材料受け取る。これで前期の赤字と未払いは消せそうである。必需品も少し買いたい。佐藤さんに授産所へ照会の件、一度サンプルを取ってみようと思う。白○氏四日昼まで、竹○君は二日間ほどともに外泊との連絡あり、細かいことを書くとキリがない。就床一〇時半。

［起床第二四日］　晴れ

七時一〇分起床。姉より小包で干菓子を送ってくる。今日はひなの節句、心づくし有難し。宇佐院長へも治療講話のお礼と一緒に差上げる。餅の中味をくるみの実とさっしられたかどうか？　**皆でいただきました。有難うございました。一同に代わりお礼申し上げます。**　午前姉に手紙。姉を相手に Morita therapy を実施せんものと、まずはありのままということについて書く。**最初からこの筆法で行かれるのがよろし。**　送られてくるはずの日記に果たして僕が朱点を加え得るか否か、とにかく僕の体験を何とかして姉に生かしたいと念じながら筆をとる。終わりに駄句を弄す。

もものはな　なくてもひなのまつりかな

その桃の花だが今日は治療講話の日。中○さんに桃の花を買ってきてもらい（自治会出費）生けてもらったが、どうやら院長はじめ患者一同この花とひなの節句を思い出していただけなかったようである。**まことによいおもいつきでした。**　ところで今日の講話。冷や汗三斗の思いであった。あにはからんや鹿鳴集の秋艸道人を先日持ち出したばかりだが、その会津八一先生が中学時代悪筆をもって聞こえたとは初めての見聞であった。歌人、書家として有名だとは知っていたが、その裏にあった工夫を知らずにいたとは、なんともうかつであった、きれいな字でなくてもよい。人間の意志を表現する手段として誰にも分かり、不愉快さを与えないもの、そのことが字は垂直の線と水平の線。そして円の一部である弧より成立ち、一定の面積を等間隔に分割すれば良いという原理に到達し、漁って漢代の碑文にまで至って当代の名筆と言われるに至る。この工夫、この意地。院長の講話はまさに僕の双頭を断絶するの感があった。その他教育心理から見た「けんかの心理」、ノイローゼは向上を目指す人間が、内面でたたかわす高級なけんかにほかならないこと。回向について、養源院の杉戸絵（宗達筆）の話、（往相・還相…回向）、試験的と実験的ということ、大燈国師（大徳寺開山。建長寺の大応と妙心寺開山関山の間、合わせて応燈関の禅）遺戒「不伝妙道」が一連の文脈の中で理解できたのもうれしい。先日の日記に触れて賊機ということも言われる「？・」と「！」と同時存在。種も仕掛けもない。その通りである（講話途次二、三枚無断でスナップさせていただいたことをおわびします）。**実用に出発し、必要に従うて進めば、心中の賊は滅します。**　夜作業後、自室でささやかなひな祭。菅○さん、向○君、と茶菓を喫しながら一時間ほども　いろいろと話合う。今日の終わりに院長先生から拝借した禅林日課から興禅大燈国師の遺戒をうつしておく。

（原文は略す）

［起床第二十九日］　三月八日　雨　暖

起床八時。午前中自治会の雑務に追われる。佐○さんというおばあさんに仕事をしてもらうが並大抵ではない。「何も悪いことせんのに」という愚痴を敬遠して皆がいささか持て余し気味。この愚痴と為○君の不潔恐怖をなんとかしたいと思うけれど難しいこと限りない。欲目かもしれないが為○君少しよくなってきたようだ。　**お骨折り感謝します。**

三省二号、自治会の分受け取る。昔同人雑誌を受け取った時と同じようなときめきだが、開いてみると拙文の内容があまりにも貧弱なのにいささかガッカリである。　**これはすでに進歩したからとも申せます。**　しかしまた愛着も深い。一つの記録、大切にしておきたいと思う。のち退院者の便り等の保管物件の整理。昼過ぎ○さん来院。会社の状況などききカメラまでとっていただく。雨の日に有難い。東福寺の撮影ということ。三省会会場の退耕庵のところで別れる。さて三省会例会はおよそ四、五〇人も集まって盛会だった。先日の時もそうだったがこのＯＢ連には敬服のほかない。体験談と質疑の数々。風恐怖のお天気博士、数恐怖、離人症（自己の実存感がなくなる）、銀行員の間違い恐怖、まさに千差万別。しかしその本質において神経症の差別感と生の欲望の強烈さ、完全欲から源を発していることは疑い得ない事実である。大悟小悟いずれも体験の深浅に連なることが実にはっきりしている。理屈抜きに唯苦しいまま仕事をやるだけと悟って退院活躍されている方など実に立派なものである。知性の論理などというものが全く不要と言って、知識は力なりという原理と背反するものではないという点考うべきである。院長の話に触れて（インゲボルグ・ベントさんの論文）大三輪さんの「禅の僧堂は仮定的に強迫観念を起こさせ、公案という知識ではどうにもならぬ問題の提示と限界状況に近い生活規矩により」それからの解脱を計る。一種の模型。神経症の場合は自然な強迫観念。それを突き抜ければ雲水以上という説は大変おもしろい。シャカの悟りと真壁平四郎（松島の端巌寺の開山法身禅師のもとの名前）、何も変わらないで変わる。そこに無がある。**近し近し。**本当にノイローゼになった人のみが無が会得される。真に名僧達識でノイローゼでなかった人はいないという断言は的を得ていると思われる。三省への雑文。「禅道場も軍隊」も具体的に何も知らずに書いたことを恥じ入るばかりである。ベントさんの疑問は座禅した人が何故ノイローゼを病むか。無とは「?・」ということであった由である。院長の同じ体験談でもその都度違うという指摘は鋭い。過去も日々刻々生きているということを考うべし。

［起床第三〇日］　三月九日　快晴

七時半ごろ起床。午前中洗濯物のアイロンがけをしているところへ東京の〇さん（会社の大先輩で昨年暮れ上京の際、禅を勧められた）から心づくしの佃煮と励ましのお手紙（兄と姉からも同時に来信）、ほのぼのとしたものを感ずること切。一〇時過ぎ高〇、竹〇、為〇の三君と藤森の国立京都病院に安〇さんを見舞う。**よく行ってくださいました。**元気そうな様子で大変喜んでもらい、こっちまで嬉しさに感染する。苦になる未知のところへの外出も率先乗り出せばなんとかなるものである。帰院後早速〇さんへ礼状をしためる。思いついた時すぐやるということ。悪筆のコンプレックスも大分なくなったようである。入浴後、院長宅で奈良学芸大学で考古学を学ぶ西谷君に拓本の初歩的技術（湿拓）を教わり、総山の出土瓦の拓本をとる。他人のを見ていると簡単なようだが、さて自分となると呼吸やコツがなかなかむずかしい。二、三失敗をやったが、最後に昭和二九年醍醐廃寺出土の複雑な模様の瓦三枚目に比較的きれいにとれたときはうれしかった。西谷君も上等といってくれ「その要領」と励ましてくれる。院長ともまた西谷君とも話していたのだが、一度奈良に遊んで会津さんの歌碑など拓本にとりたいものである。実際どの学問の分野でもそうであろうが、資料の集積や発見よりも、それから以後の操作に膨大なるエネルギーを消費せざるを得ない。新聞社に入って六年になんなんとして雑学ばかりに心身をすりへらしているが、今日のような仕事をやりだして見ると猛然と昔のゼミナールが懐かしまれる。恩師の松田智雄先生や川島武宣さん、辻清明さん、鶴見和子さんなどといった大先生の驥尾に付して漁村の共同調査に参加してやっていた頃が思い出されてならない。師はいつも合理的目的性、内面的自発性と言ったことを強調されたが、そのことについても僕は不徹底に終わったようである。そして今東洋の智恵にまさになんという啓示を見出したことだろう。キリスト教的なエトスとモラル、そして仏教的な生命と心の哲学、二つが一つであるか、二つが二つであるかは分からないが、ともかくも漠然としたムードにひたっていたとしか思えない何年かの歳月が、実にもったいなく感じられる。**過ぎし日はもったいなくもなつかしき。**院長に拓本の空白に何か書いて下さるよう頼む。あの瓦の拓本は僕に様々なことを呼び起こしたようだ。考えてみれば今日で起床三〇日目、振り返ってみればアッという間もないくらい短い期間だったが、なんと多くのものを得たことか、これから先これらのものをどう生かしていけるか見当もつかないが、人生永遠に空なることを思えば、日々精一杯生きていくということのほか何もあるまいという気がする。日々是好日であるかもしれず、日々是悪日であるかもしれぬ。いくら悟りを開こうと何をしようと、この好悪は離れそうもないに違いない。「差別観から平等観へということがよくわかる」と言っただけではその実何も語らぬに等しい。それにしてもここでの入院期間中何もかも僕にとって理想的に運んだような気がしてならない、その点誰彼の差別なしに感謝の気持ちをおおうべくもない。ここにこういう言い方をするのは嫌だが、結局は正覚の正師を得たということに尽きるのではないかと思う。現院長は改めていうまでもなく、前院長から入院者全部を含めて、僕にはまさに正覚の正師とさえいっていいような気がする。依然として三日坊主の不安はある。しかし問題は明日ではない、今の今だと思い至って今日の日記を終わる。　**三日坊主、四日坊主…〇日坊主。**

今こころ空し花影の水ぬるむ

いまのいま、いまのいまなるわが生命、かげりありりとも風立ちにけり駄句ご一笑ください。就床一一時。

〔起床第三二日〕　三月一〇日　曇り時々雨　寒

七時半起床。洗濯。すませて三省二号のヤコブクレージの文章読み始めたが、訳がかたいのか誤植なのか読みづらいというより訳が分からない部分が目につく。一例を挙げれば「症状における忍耐と喜びの例が与えられたとしても、そうした状況で幸福である可能性は、健康をしばしばそれを簡単に権利としているような財産と見なしなんら感謝もせず、それを楽しむ誰からも、また悩んでいる人から注視されて、妨げられないようにしている多くの健康な人々よりずっと多い」…など。三度ほど繰り返してどうやら言わんをすることが分かりかけてくるほどである。揚げ足をとるようで面白くないが、気がつくまま書いておこう。

作業室に戻って、プディさん夫妻と、しばらく喋る。インドネシア語を少し教わる。**何事によらず教わることは大事です。わたしもこの人から多くのものを教わりたいと願っています。**　さよならが行く人（selamat tinggal）と送る人（dialan）で違うというのもおもしろいし、歩くという動詞を二つ重ねると散歩になるというのも珍しい。もっとも散歩にはmakan（食べる）、angin（風）という言葉もあってなかなか文学的である。奥さんが見せて下さったインドネシアの文典を見ていたら、「汝自身の価値を自覚せよ」というのと「この出来事が我々の友好を固くしますように」という文例が出ていたので、後で紙に書いて、一方はこの療法に関係があるを思いますし、一方は、僕の気持ちですと差し出したら、オジョウズデスネとやられる。別にお世辞をいったわけではないが、どうも呼吸が合わない。木版彫りに興味があるらしいので少しやり方を教えてあげたが、熱心にやっていられたようだ。参考にと僕の「不識」をお見せしたがI don't knowですと言って説明しても具合が悪いし、だるま（この名前は知っていられた）とエンペラーとの対話の一節だということも言ったがこれは完全に不伝に終わったらしい。ともかく色々とおもしろい。後で看護婦さんに小言をいただいたが責任の大半は僕にある。たいして長い時間でもなかったが、いわれてみれば起床二日目、悪いことをしたものと後悔する。午後作業と読書。本がなかなか読めない。Studies in Zenのごときも遅々として進まない。治療講話小林先生から良寛の詩と讃を教示される。

縦読恒沙書　不如持一句

（たといガンジス河の砂ほどの沢山の書を読むよりも、一句を持っているにこしたこ

とはない）

有人若相問　如実知自心

（だれかがその一句についてもしたずねたら、そのまま、おのずからな心であると知れと答えよう）

仙桂和尚真道者、黙不言、朴不容、三十年在国仙会、不参禅、不言、宗文一句、園菜供大衆、当時我見之不見、遇之不遇、嗚呼今効之不可得、仙桂和尚真道者

（註：倉敷市国仙寺の仙桂和尚は良寛の修行中の師）

おとぎばなしの良寛がきびしくつったたった感じである。院長講話。ラジオの座談会に触れて入試が現代の修行であるとの意味を解かれる。合格までの不安、結果の喜びと悲しみ。まさに神経症的症状にほかならない。したがってそれは修行のチャンスたりうるのである。いわんとされていることはその逆ではあるけれど、逆といえば、「色即是空空即是色」というなれば一元的倒置法。**なかなかの名句です。**　なかなかにおもしろい。神経症の治療には方法はない。しいて言えば、治そうとする病気である。無方法の方法。方法とは無方法。**この大方法。**　このひっくり返しは、言葉の遊びに似て遊びではないという点注目すべきであろう。症状についても外へ取出し、客観化しようとすると迷う。研究するの

はいいが、治すための研究では役に立たない。他人事ではない切実さから入院するが、他人と比較して自分から症状を切り捨てようと思ってもムダ。症状をしのぶ。受ける。味わう。そこにモットーである「そのまま」が生きる…大要以上のようであった。**症状即治、治即症状。**夜カメラ現像のために外出。帰院して日記書き。就床一〇時半。

［起床第三一日］　三月十一日　晴れたり曇ったり

起床七時半。食後プディさんに歌二つ教わる。プディさんも今日から自分で木版彫りを始められる。右から左へと何とも分からぬスタイルの文字。聞けば god is the greatest の意味とか。あんなに短くてどうしてそんなことになるのか分からぬが、「不識」の逆をやられたようで今度は僕に不伝である。しかしこういった言語がコミュニケーションの障害になる場合は、努力次第で何とかなるに違いない。どんな舶来の思想といえども残らず吸収してきた、この国の鋭敏な感受性を思い起こせば事足りる。しかし例えば入宋求法の表面に現れた結果だけをみればまさしく空手還郷（註：くうしゅげんきょう、道元禅師が宋から帰国したときに何も仏法は持たずに手ぶらだったといった話）に違いないし、一毫も仏法なしといわざるを得ないかもしれぬ。しかし、彼は何もつかまえられないでつかんだと言いうる、驚くべきものを故国に将来したこともまた疑いを入れない、道元の偉大さはまさにそのような直接性にあると思われる。ここから出てくる問題を掘り下げていくとこれまた大問題のようである。インドネシアの現実は明治維新にそっくりという。アジアの先進国たる日本は一体何を与え、教え得るのだろう。問題を経済に限ってみてもむずかしい限りである。とりとめないことを書いてきたが、今日の午前は入院初の便所掃除、津○君と一緒に片づける。昼西○君退院。午後再び木彫を始める。聴無声。会津さんの字である。夜の作業で一応荒削りを済ませたが、書とは大分かけ離れてしまう。木がかたいせいかとうとう手に豆だこを作ってしまった。途中しばらく院長にカメラでコピーのとり方を教わる。会津さんの書何枚かとらせてもらって有難い。僕のカメラの方も今日出来上がり、各人に希望に応じて分けてあげる。今日もよく仕事をしたと思うが、どうも胃やら喉がはりつめた感じがとれなかった。悪循環こそ起こさなかったが、こういう身体的な症状はなかなか平気でいられない。体験の浅さを思うばかりである。アンプルカット五五○円入金。炊事の栄養士さんの依頼で嗜好調査をした。就床十一時。

［起床第三三日］　三月十二日　曇り時々晴れ

起床七時半。ここでの生活も相当慣れてきたようだ。何から何までやってみたとはいえないが、ずいぶん様々な体験をしてきたのは事実である。自分の症状が雲散霧消とはとうていいえないし、今でもずいぶん苦しいことがあるけれど。**苦しみがなくなる時は、この病院もありません。**少なくとも入院当初から見て悪くなってはいないということだけはいえそうである。さあ零点か一〇〇点かと質されればなんと答えていいか分からない。院長から太鼓判を押されて退院ということだけは、どうも僕にはあり得ないように思う。自分がその時その時に太鼓判を押していく以外に方法がなさそうである。**押すものが押されるもの、押されるものが押すもの。一如の世界。**明日からともかく出勤と決心したが、不安はおおうべくもない。何時か誰かが言っていた退院ノイローゼというものかもしれないが、一種の慣れがもたらす一つの生活の安定感が危機（少し大げさかもしれないが）に見舞われるのである。この病院では「慣れ」という言葉は禁句らしいが、その理由が分かるような気がする。慣れという言葉の持つ生活観にはひっかかりやすい何かがある。何気なく馴れるという言葉が使われるが、時によっては慣れとは停滞と夜郎自大（あるいは自小）を呼び起こしかねない。ともかく不安常住で行くほかない。こんなことを書けば書くだけ予期不安をひとりでに造り出すことにもなるのだろう。さて今日の午前は、院長にフィルム現像をお渡ししてから（昨日の仕事がよく出来てホッとする）木版にペンキを塗る。あれやこれやの雑務に追われて、結構時間が立ってしまう。昼井○君と将棋、今日は勝つ。こういった種類のものはおかしなもので、時によって緊張となり、時によって頭のしこりをときほぐす。当たり前のようだがふと気がつく。午後は炊事の嗜好調査の結果の総括を依頼され高○君に手伝ってもらってやる。朝のパン食賛成圧倒的、おもしろいことである。その後自室で二時間ほどウトウトする。昨日の木彫と腕相撲のせいか両腕の筋肉が動かすと痛い。夜作業後為○君らと銭湯に行く。満員でしかも汚い風呂。早々にして帰院。就床まで『Studies in Zen』を読む。就床一〇時。

［起床第三四日・出勤第一日］　三月十三日　曇り　寒

炊事の方がたのご好意で早めの昼食を済ませ会社へ出勤。四〇日ぶりの仕事である。同僚諸兄もやっかいな病気の男の最初の仕事とあって気を使ってくれるのは有難い。しかし問われる第一のことはもう大丈夫かということである。当たり前の質問であるが、実際どう答えるのが一番真実なのか僕自身分からない。「まあボツボツやっていけそうです」というしかない。顔色がどうの、痩せた肥えた、うるさいことであるが、そうした批評はたいして気にならなくなったことは事実である。顔色が悪ければ悪いまま、痩せたと思われるのならそう思われたままやっていくしか仕方ない。今日は生活面を担当したが、なんと温泉の入り方という解説記事。心臓麻痺だの高血圧だのという病気の名前がずらりと書いてある。皮肉なものである。初めての仕事だったせいか疲れるが、食欲を感じない。友人と食堂へ焼き飯を食べに降りたが、とても全部食べきれない。あっさり食べ残す。他人の食べるのを見て、絶対に食べねばならんということになるとよろしくないことは分かっている。八時半過ぎに帰院。ホッとする。入浴をすませ残されてある夜食冷たくなっていたが平らげる。食後菅○さんと話したのだが、実際ここでの入院の結果で役立つものはことごとくといってもいいくらい理屈でないということだ。ここで本当に身をもって体得したことだけが生きる。そう考えてみると、ここでの入院生活も反省されることしきりである。なんという理屈でこの日記のページは埋められていることだろう。病状の訴えは無論のこと、とりとめない感想に至るまで、これことごとく顛倒夢想ではないか。日記には全くその日やった仕事と仕事の工夫だけに埋まった人は、必ずよくなるというふうに思えてくる。しかし実際はだれもがこうはいくまい。なまじ［智に棹さして角がたつ］ばかりなのである。　**能射者不当（よく射る者は当たらず）**　しばらくの間ここから出勤してみようと思う。夜木版にインクを塗ってみたが案の定効果は余りよくなかった。　**私には無類の出来と思えます。インクの色も月日とともに変わると思われます。**　就床十一時。

［起床第三五日・出勤第二一日］　三月一四日　雪のち晴　寒

起床七時四〇分。雪をみる。お水取りの前後は冷えるという言い古された言葉がピタリである。春を前にして冬の悪戯、古来の日本人の季節感の鋭敏さは無類と言わざるを得ない。よきにつけあしきにつけて。為〇君も今日退院とのこと、ご両親が見えた。彼がいなくなれば作業室も淋しくなろう。会津さんの写真の裏に「よく学びよく遊べ、清潔第一」と書いて渡す。何ほどの助力もできなかった。とにもかくにも退院とはうれしいことである、出社二日目。大過なし。持続的な緊張の連続が以前ほど苦痛ではない　**これがうまく科学的に説明できたら今の精神病医学では大したものなのです。**　ふと我に帰ったところで逃げないでいれば、逃げ出させる何者かもそうしつこく僕を責めない。友人の一人がえらくおとなしくなったもんだというから、ウツでもこんな風にぼつぼつやっていくほかないと答える。仕事の合間にフレッシュマンを指導しなければならず、退院のため休日は二二日までとれないことになった。

二〇日に退院承認証をとりに来てください。

帰途文庫で『ブッダの言葉』（中村元）、『組織の中の人間』（ホワイト）求める。寄り道をあちこちしたおかげで帰院十一時過ぎ。「能射者不当」有難い。能射者では決してないとは思うけどその真意は会得される。木版の出来も無類の出来といわれては嬉しいかぎりである。就床十二時。今朝（十五日）長谷〇さんから昨日の講話筆記見せてもらった、京大の宮田助教授のノイローゼ器質疾患説が頭皮のレントゲン撮影で認められるとか。肝臓との連関など皆色々話しているが、どうもつまらぬことのような気がする。宮田氏の研究はそれなりにおもしろいが、そうだからといって自分の苦痛をそんなことで納得したり、紛らわしていても仕方ないだろう。ちょうど日記を書いている時、岡〇さんからのお礼の返事。三省会出席は自分のよろこびを説明するためと言われる。立派なものである。

人生の必要満たすに足る字
上手であって他人に分からないより　下手でも分かる字
永字八法とるに足らず

会津八一

［起床第三六日・出勤第三日］　三月一五日（日）　曇り

七時四〇分起床。出勤し始めると午前中の時間が忙しい。自治会もあと一日の任期だが、この頃ではほとんど他の委員諸兄に任せっきりだが、よくやって下さっているようなので後顧のうれいは全くない。入院中ではあるが、四月の日付にしてもらって三省会に入会する。寮が近いことでもあり、忙しい日常で何ができるか分からないが、とにかく入れていただくことにする。ここでの体験をもってすれば退院後が本番であることは言を俟たない。僕のようにどうやらヨチヨチ歩き出したものにとって、このいわば「精神の基地」はなつかしく有難い。しかもいつでも不時着できる近さ、うれしいことである。会社の仕事は日曜だったが人手がたりないため割と忙しかった。人の悪い連中が盛んに挑発的な言辞を弄するが、頭に血がカーッと来ても言葉や態度でそれに刃向かう昔のくせをどうやら抑えた。音無しの構えで自分の仕事を精いっぱい続けていれば向こうでもあきらめるだろう。**向こうのことは今後とも分かりかねます。**　僕には怒りを発せずなどということはとても出来ない。唯、放念するに任せるのみ。内攻的な悪循環は思ったより少ないことに気づく。何というかお互いがフェアープレーをやれない場でけんかしても始まらないという感じである。夕方これまたいくつもの難関である三越へ自治会の退院祝いを頼まれて見に行ったが、正直いって平気というわけではない。しかしともかくも行けたということである。大至急帰院。夕食後霊源院の一如会に出席。林恵鏡老師の『碧巌録』の講話をうかがう。

垂示に曰く　青天白日、更に東を指し西を画すべからず。時節因縁、亦、須《すべか》らく病に応じて薬を与うべし。且《しばら》く道《い》え。放行するが好きか、把住するが好きか。試みに挙す看よ。

の一説について、徳山禅師が龍潭に手燭を吹き消されて悟り、金剛経を焼却した話にも触れた。要するに人生と一体。或は一枚になるということ、言葉や比喩では達し難いというべきだろう。座談に移って質疑を聞いている時から苦しかったが、えいとばかり第一陣をうけたまわる。

①平等観（正慧）と差別観（偏慧）の共存を話されたが、悟りというのは差別観から平等観への超時間的飛躍ではないか？

＊正覚の立場からすればいずれも同じ。（寒い時は寒い）

②言論放棄の禅僧になぜ著書が多いか？

＊言語は大道の器である。言語への執着にあらず。

次いで一人より死後の世界、霊魂の質問。老師答えて曰く「今日一日悔いなき生活肝要。

ワシが死んでどうなるか考えて見たこともない。」ビアトリス夫人（鈴木大拙夫人）が日本一の好男子と折り紙をつけられ、林老師が師事された池上湘山老師の臨終の見事さを語られた。日々の言動即遺誡にほかならぬ。老師より「前回よりの小生の質問誠に良きかな」とお褒めに預かり恐縮した。「あなたは自分で自分の病気をつくっている」と指摘されては一言もない。帰院一〇時。『ブッダの言葉』少し読んで十一時就床。

［起床第三八日・出勤第五日］　三月一七日

起床八時二〇分。中〇さんが食事を済まされたと聞いて飛び起きる。不覚であった。朝食後洗濯と木版に食器に名前を書き込むのに使う赤ペンキを塗り込み完成。昼食後すぐ出社前、淀屋橋のトッパンで『正法眼蔵』注文したが品切れとのこと、予約して代わりに里見弴さんの『道元禅師の話』一本求める。仕事の方はだんだん滑らかに行くようだ。同僚がやせたと口々にいうが気にしても仕方がない。同様に顔がほてり手が冷たく、胃のあたりが重苦しくても、今は誰に訴えるすべもない。黙って仕事に手を出していくのみ。**上等、上等。**　帰院八時四〇分。夕食後、大三輪さんからの手紙いただく。先日の写真のお礼とともに親切をきわめたお便り。ノイローゼを禅で治そうとすれば必ず野狐禅となりかえって苦しくなると言われる指摘はまさに頂門の一針。有難いことである。貴君も精進して後進を世話してあげて下さい、とまでいわれるに及んでは身のちぢまる思いがする。しかしこの大先輩の交誼にこたえるためにはスタンドプレーでは何の役にも立ちはしない。日々刻々の精進あるのみであろう。**不断煩悩得涅槃。**就床まで『ブッダの言葉』読みつぐ。就床十一時。

［起床第四〇日・出勤第七日］　三月一九日　晴

起床八時。風邪ひきで気分悪い。鼻、喉、舌、みんなやられている。**十分お大事に。**出勤までトレイパーの『錯乱』読む。アメリカの陪審制度と法定技術の細やかな描写は下手な探偵小説そこのけの面白さがある。被告の精神鑑定もおもしろい。地方検事の質問に答えて精神科医がノイローゼは普通精神異常とは考えられないなどと答えている。出勤はしたものの苦しかった。帰り道などは全くどうしようかと思ったくらい。とにかくも乗り切って帰る。帰院八時半。遅い夕食。田中先生と姉のことなど相談し、書物二冊かしていただく。全く千差万様の親切を受けることができて有難い。

［起床第四一日・出勤第八日］　三月二〇日　晴

起床八時二〇分。風邪がまだ残っているらしく、鼻、喉、舌といずれも調子が狂っている、朝食後寝巻き洗濯を思いとどまり、横になって読書。『錯乱』読了。犯人が最初から分かっている探偵小説と言えなくもないが、この小説で扱われた範囲では、ミルズのパワーエリートのような暗いイメージはなく、いかにも鷹揚で楽天的な生活感覚がみなぎり、まさに典型的なアメリカ人のタイプの一つを見ることができる。あらゆる対立と闘争がフェアプレーで結末をつけることができれば文句はないが、なかなかそうは行かぬ。注射を打ってもらって出社。仕事も忙しいが新入生の指導も全く気骨が折れる。みんな意気揚々として仕事に夢や希望を織り混ぜてやってくる。仕事というのは端でどんなに面白そうに見えても実際やってみれば面白くもなく、むしろ苦しいものでさえあることを彼等はぼつぼつ知っていくのだろう。慣れということは一種の熟練としてみればそれなりに立派なことだが、いわゆるマンネリズムに陥れば度し難い。手かせ足かせともなってくる。生の欲望が大きければおおきいほど欲求不満も大きくなる。労働関係の人はヒューマンリレーションとかなんとかいうが現代の職業、それがたとえ何であろうと不満は避けがたい。不満を何とか避けようとするところに現代の悪とノイローゼがはびこるであろう。　**その通り。**

六時過ぎ早めに退社させてもらい、病院の茶話会に出席。ジェスチャーゲームや二十の扉。みんな病気を忘れて楽しんでいたようだ。小生の出題。身から出たサビ。大○さんの盲腸。三池炭鉱の上に出た月。能ある鷹の爪。なんとこの中で一番できの悪かったのが三池炭鉱の上に出た月であった。茶話会後急いで入浴。あったまってすぐ床にもぐりこむ。風邪をこじらせては大変と思ったが身体をサッパリさせたい方の欲望が強かった。明朝風邪がひどくならないように念じながら、本を少し眺めて就寝。

［起床第四二日・出勤第九日］ 三月二一日

起床八時。食後『道元禅師の話』眺める。作家の道元禅師への体当たりとしてなかなかに珍重に値する。全篇をつらぬくタテ糸が随聞記によって触発されているらしいことは僕にとってとりわけ興味深い。昼院長、津○君（今日退院）の写真を撮る。先日の拓本にも一筆して頂く。曰く「これはなにか」What is it? これはなにか? 退院にあたって何という単純で難解な公案を提示された事か。「?」だけの問いである。もし何か書こうかと問われたらおこがましいようだが「柔軟心」とでもお願いしようと思っていたのだが、今の今よく考えてみれば柔軟心とは、いまだに不安に常に住しきれない僕にとっては、近いようで千里のへだたりのある境地である。いつかは或いは即刻にも、そのような自在さを得たい。今となってもそのことは心身の切なる願いである。しかしはっきりいって退院とはいってもそれこそ一大疑団を持って飛び出すだけに他ならない。あらゆる不安や苦痛を含めて、これは何かという問いこそ今の僕の身上ではないか！　いみじくも洞察されたというべきである。以心伝心。このコミュニケーションはたしかに知的に解析しても答は絶対に出てこない。唯有難く肝に銘じておこう。

出社。祭日のせいか仕事は閑散だったが、相撲が千秋楽を控えているので、その方だけがちょっと忙しかった。相変わらず風邪気味でよろしくないが、するだけのことをしていけば、小うるさい批評もそう気にならない。人に語りようがないから喋らない。そうしていくほかないだろう。帰院一〇時。食欲も余りないが少し炊事で食べて就床。どうやら今朝の伊○君を中心とするトラブル。先日の瀬○君と若○君のトラブルなどゴタゴタしているが案ずることもなかろう。相○君もなかなかよくやっていてくれている。明日はいよいよ退院。これからが僕にとって大変である。　**変化自在となります。**　長い間乱文悪筆の、それも大判大学ノートにびっしりの日記をご判読くださいましたこと、心から感謝いたします。　**祝退院。**　三月二二日。

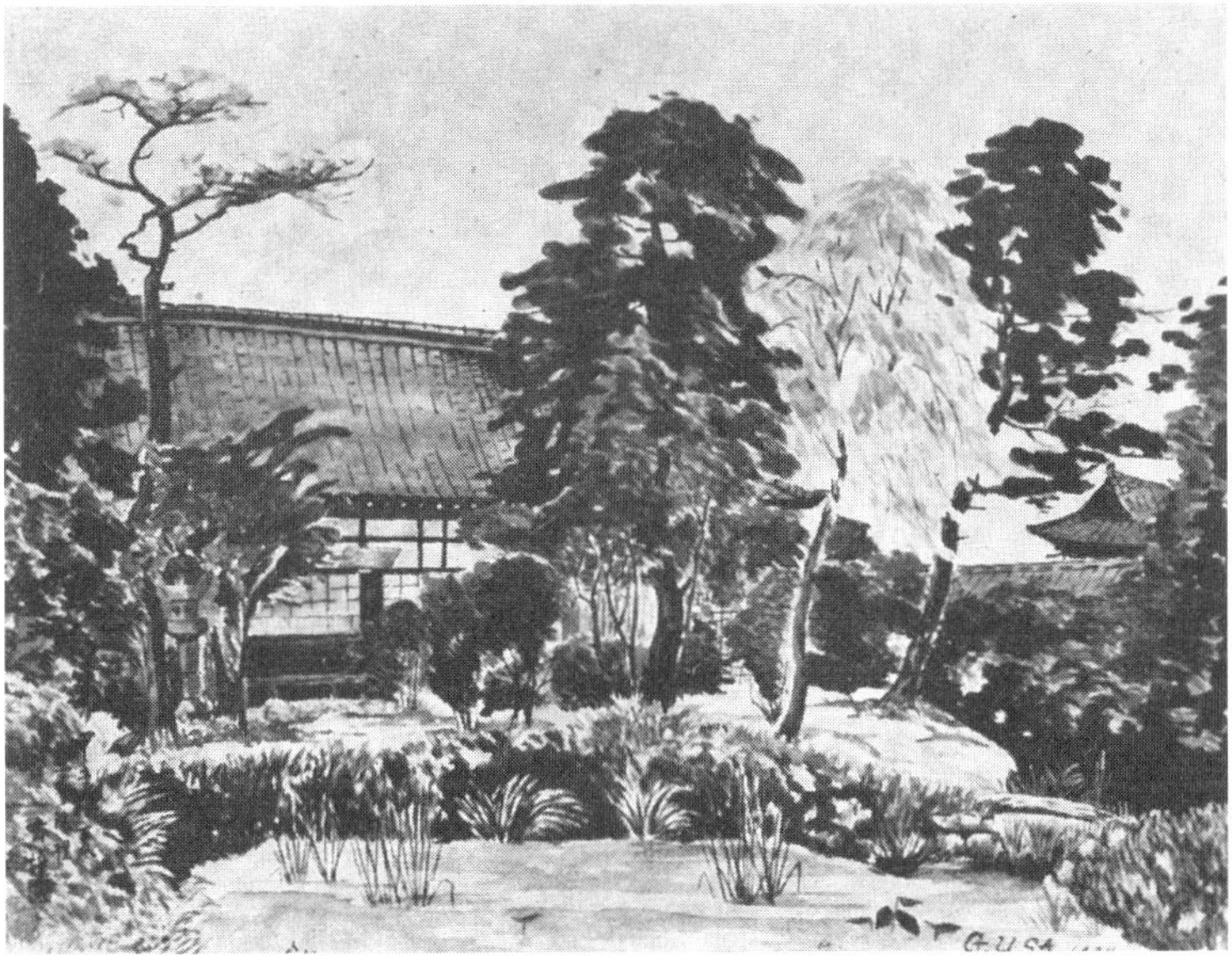

三聖院客殿（水彩画）宇佐玄雄筆　1924年

制作協力 ……………………… 有限会社真陽社

不安《ふあん》と緊張《きんちょう》に悩《なや》む人《ひと》のための
心《こころ》の講話《こうわ》と全治《ぜんち》の道《みち》
—森田療法家《もりたりょうほうか》・宇佐晋一《うさしんいち》の思《おも》い—

発行日　2024年 3月10日　第1版第1刷

著　者　宇佐《うさ》　晋一《しんいち》

発行者　斉藤　和邦
発行所　株式会社　秀和システム
〒135-0016
東京都江東区東陽2-4-2　新宮ビル2F
Tel 03-6264-3105（販売）Fax 03-6264-3094
印刷所　三松堂印刷株式会社　Printed in Japan

ISBN978-4-7980-7222-7 C0047

定価はカバーに表示してあります。

乱丁本・落丁本はお取りかえいたします。

本書に関するご質問については、ご質問の内容と住所、氏名、電話番号を明記のうえ、当社編集部宛FAXまたは書面にてお送りください。お電話によるご質問は受け付けておりませんのであらかじめご了承ください。